Adel Abdel-Moneim
Abdel-Rahman Ragab, Alaa Magdy
Aya Eid Mohamed, Rania Amgad

Metabolismo do cancro e gestão natural

Adel Abdel-Moneim
Abdel-Rahman Ragab, Alaa Magdy
Aya Eid Mohamed, Rania Amgad

Metabolismo do cancro e gestão natural

Metabolismo do cancro humano: Etiologia, Progressão, Complicações e Plantas Medicinais Prevenção e Tratamento do Cancro

ScienciaScripts

Imprint

Any brand names and product names mentioned in this book are subject to trademark, brand or patent protection and are trademarks or registered trademarks of their respective holders. The use of brand names, product names, common names, trade names, product descriptions etc. even without a particular marking in this work is in no way to be construed to mean that such names may be regarded as unrestricted in respect of trademark and brand protection legislation and could thus be used by anyone.

Cover image: www.ingimage.com

This book is a translation from the original published under ISBN 978-3-659-80317-8.

Publisher:
Sciencia Scripts
is a trademark of
Dodo Books Indian Ocean Ltd. and OmniScriptum S.R.L publishing group

120 High Road, East Finchley, London, N2 9ED, United Kingdom
Str. Armeneasca 28/1, office 1, Chisinau MD-2012, Republic of Moldova, Europe
Printed at: see last page
ISBN: 978-620-8-06210-1

Copyright © Adel Abdel-Moneim, Abdel-Rahman Ragab, Alaa Magdy, Aya Eid Mohamed, Rania Amgad
Copyright © 2024 Dodo Books Indian Ocean Ltd. and OmniScriptum S.R.L publishing group

Conteúdo

Agradecimentos

Estou grato à minha família por me ter dado palavras de encorajamento e apoio. Não há palavras para expressar o quanto estou grato ao meu pai por me ter encorajado a lutar pelos meus sonhos. Gostaria de agradecer e de partilhar o mérito deste trabalho com os meus maravilhosos autores associados: Abdel-Rahman Ragab, Aya Eid Mohamed, Alaa Magdy e Rania Amgad, pelos esforços contínuos e pelo cuidado em dar sempre o melhor para terminar este livro. Por último, estou grato aos membros da Faculdade de Ciências da Universidade de Beni-Suef por terem disponibilizado as instalações necessárias para a conclusão deste trabalho.

Autor

Abreviaturas

Abbreviation	Definition
(18F-AA)	18F-labelled amino acid analogues
(18F-Glu)	18F-labelled glutamate analogues
(3PG)	3 phosphoglycerate
(AA)	amino acids
(AAV)	adeno associated viruses
(ACAT)	Acetyl-CoA acetyltransferase;
(AcCoA)	acetyl CoA
(ACL)	atp-citrate lyse
(ACLY)	ATP citrate lyase;
(ACSL)	Acyl-CoA synthetase long-chain
(ADP-ribose)	Adenosine diphosphate-ribose
(AIF)	apoptosis inducing factor
(ANDRO)	Andrographolide
(APC)	Adenomatous polyposis coli
(APP)	acute-phase protein
(AR)	Androgen Receptor
(As 2O3)	Arsenic trioxide
(ASCT2)	systeme ASCT glutamine transporter
(ASNS)	asparagine synthetase
(ASS1)	argininosuccinate synthetase 1
(ATP)	Adinosine-triphosphate
(ATX)	Autotoxin
(BAT)	brown adipose tissue
(BCAAS)	Branched Chained Amino Acids
(BCAT)	branched-chain aminotransferase
(BCKAS)	Branched-chain keto acids
(Bcl-2)	B-cell lymphoma2
(BFGF)	Basic Fibroblast Growth Factor
(BMI)	body-mass index

(BRCA)	Breast- Cancer susceptibility gene
(BRM)	biological response modifier
(CD1)	Cuphiin D1
(CD4+CD25hiFoxP3+ T cells)	regulatory cells
(CD95)	death receptors
(CEM/VLB)	cytotoxic to drug sensitive and multidrug - resistant leukemia cell lines
(CK)	choline kinase
(CpG)	C (cytosine) base followed immediately by a G (guanine) base
(CPT1)	Carnitine palmitoyltransferase;
(CRT)	Conformal radiation therapy
(CT)	Computed tomography scan
(DC-SIGN)	Dendritic Cell-Specific Intercellular adhesion molecule-3-Grabbing Non-integrin
(DHA)	Docosahexaenoic acid
(DNA-PK)	DNA Protein kinase
(DOX)	Doxorubicin
(DR)	death receptors
(dRLh-84)	rat hepatoma cell lines
(DSB)	DNA double-strand break
(ECM)	Extracellular Matrix
(EGFR)	epidermal growth factor receptor
(EMT)	epithelial-mesenchymal transition
(EPCs)	endothelial progenitor cells
(ER)	endoplasmic reticulum
(ETC)	the electron transport chain
(ETC)	Electron transport chain
(FAPα)	Fibroblast activation protein α
(FAs)	Fatty acids
(FASN)	Fatty acid synthase
(FDA)	The US Food and Drug Administration

(FISH)	Fluorescent in situ hybridization:
(FNAB)	The fine needle aspiration biopsy
(FTase)	farnesyl transferase
(GDH)	glutamate dehydrogenase
(Gl-PP)	polysaccharide peptide from G. lucidum
(GLSs)	the glutaminases
(GLUCOSE-6-P)	glucose-6-phosphate
(GLUT)	glucose transporter
(GOT)	Glutamic-Oxaloacetic Transaminase
(GPT)	Glutamate Pyruvic Transaminase
(GS)	glutamine synthetase
(GSH)	Glutathione
(HAA)	Heterocyclic aromatic amines
(HeLa)	human epithelial carcinoma cell lines
(Hep-3B)	human hepatocyte
(HIV)	human immunodeficiency virus
(HK2)	hexokinase2
(HL-60 RG)	human promyelocytic leukemia cell lines
(HMGCS)	HMG coenzyme A synthase
(HR)	homologous recombination
(HSL)	Hormone-sensitive lipase
(Hsp)	heat shock protein
(HT-29 and CT116)	colon cancer cell lines
(HUVEC)	human umbilical vein endothelial cell
(IAP)	Inhibitor of Apoptosis Proteins
(IARC)	International Agency for Research on Cancer
(IAT)	Immuno-Augmentative Therapy
(IDH)	Isocitrate dehydrogenase
(IDO)	indoleamine-2,3-dioxygenase
(IGF-I)	insulin-like growth factor-I
(IHC)	Immunohistochemistry
(Il 1-Il6)	Interleukins 1 and 6 and

(IL-6)	Interleukin-6
(IMRT)	Intensity-modulated radiation therapy
(IND)	investigational new drug
(JAK/STAT)	Janus Kinase/Signal Transducer and Activator of Transcription
(JNK)	c-Jun NH2-terminal kinase
(KB)	human epidermoid carcinoma cell lines
(KDa)	Kilodaltons
(KML-C)	Korean mistletoe cytotoxic lectine
(L-929)	mouse fibroblast cell line
(LAT1)	system l amino acid transporters
(LCFAs)	Long chain fatty acids
(LDH)	Lactate dehydrogenase
(LDL)	Low-density lipoprotein
(LMF)	Lipid Mobilizing Factor
(M220)	pancreatic cancer cells
(MCF7/HER2 and JIMT-1)	breast cancer cells
(MCT)	Monocarboxylate transporter
(MDM2)	Mouse double minute 2 homolog
(MDR)	multidrug resistance
(MDSCs)	myeloid-derived suppressor cells
(MMP)	matrix metalloproteinase
(MRI)	Magnetic resonance imaging scan
(Mrna)	Messenger RNA
(MRP)	multidrug resistance associated protein
(MSA)	Microtubule stabilizing agents
(MTA)	Methylthioadenosine
(NAD)	Nicotinamide adenine dinucleotide
(NADPH)	Nicotinamide Adenine Dinucleotide Phosphate Hydrogen
(NBD)	nucleotide-binding domain
(NCI)	National cancer institute

(NF-kB)	nuclear factor kappalight- chain-enhancer of activated B cells
(NHEJ)	non-homologous end joining
(NIH)	National Institutes of Health (U.S. Public Health Service)
(NK)	natural killer cell
(NOC)	Nitroso-compounds
(OAC)	oxaloacetate
(OPN)	Osteopontin
(OXPHOS)	oxidative phosphorylation
(P-388 D1)	mouse lymphoid neoplasma cell lines
(p53)	tumor protein 53
(P5C)	pyrroline-5-carboxylate
(PAH)	Polycyclic aromatic hydrocarbons
(PARP)	Poly (ADP-ribose) polymerase
(PBUH)	Peace Be upon Him
(PC)	Choline phospholipid
(PCa, LNCGP, DU-145, PC-3)	prostate cancer cells
(P-choline)	phosphocholine
(PDAC)	pancreatic adenocarcinoma
(PDF)	Maitake D-fraction
(PDGFR)	Platelet-Derived Growth Factor Receptor
(PDH)	pyruvate dehydrogenase
(Pgp)	P-glycoprotein
(PHGDH)	phosphoglycerate dehydrogenase
(PKM2)	pyruvate kinase m2
(PLA)	Phospholipase A
(PLC/PRF/5)	human hepatoma cell lines
(PLD)	Phosphorlipase D
(Pox)	Pulse Oximetry
(PPP)	pentose phosphate pathway
(pPYR)	3-phospho-hydroxypyruvate

(Prb)	Retinoblastoma
(PSAT)	Phosphoserine aminotransferase
(PSP)	Polysaccharopeptide
(PSPH)	Phosphoserine phosphatase
(PYCR)	pyrroline-5-carboxylate reductase
(REE)	resting energy expenditure
(RGD)	The tripeptide Arg-Gly-Asp
(ROS)	Reactive oxygen species
(SAH)	S-adenosylhomocysteine
(SAM)	S-adenosylmethionine
(Ser15)	Serine 15
(SHMT)	serine hydroxyl methyl transferase
(Smac)	second mitochondria-derived activator of caspase
(SREBPs)	Sterol regulatory element- protein kinase B
(T47D)	breast carcinoma cells
(TAG)	Triacylglyceride
(TAMCs)	tumor associated myeloid cells
(TCA cycle)	tricarboxylic acid cycle
(TCA)	tricarboxylic acid
(TCTP)	Mammalian translationally controlled tumor protein
(TGF-β)	Transforming growth factor-β
(TMD)	trans-membrane domain
(TNF- α)	Tumor Necrosis Factor-α TNF
(TNF)	tumor necrosis factor
(Topo-1)	Topoisomerase 1
(TP53)	tumor suppressor gene
(TQ)	Thymoquinone
(TRAIL)	Tnf Related Apoptosis Inducing Ligand (Bax)
(TSP-1)	Thrombospondin
(UCLA)	University of California, Los Angeles
(UCN-01)	7-hydroxystaurosporine

(VAL)	Viscum album L.
(VEGF)	vascular endothelial growth factor
(VEGFR)	vascular endothelial growth factor receptor
(WBCs)	white blood cells
(WHO)	World Health Organization
(Xc)	glutamate transporters
(ZO)	Zingiber officinale Roscoe
(αKG)	α-ketoglutarate
(ATP)	Adenosine triphosphate
(VEGF)	vascular endothelial growth factor
(c-Myc)	c-Myconcogene
(FDG)	Fluoro-deoxyglucose
(HDI)	human development index
(LDH-A)	lactate dehydrogenase-A
(MS)	Metabolic syndrome
(MAGL)	mono-acylglycerol lipase
(PDKs)	Pyruvate dehydrogenase kinases
(TACA)	Tumor associated carbohydrate antigens

PREFÁCIO

O metabolismo do cancro é uma componente essencial dos conhecimentos básicos que ajudam a compreender e a gerir a doença e a auxiliar nos tratamentos. É fundamental para compreender como o corpo se adapta ao stress do cancro, como as alterações no metabolismo causam a doença e as diferentes ferramentas metabólicas que são úteis para diagnosticar a doença e monitorizar a eficácia do tratamento. O nosso objetivo ao escrever este livro foi fornecer aos médicos, cientistas e estudantes de medicina das profissões da saúde um recurso conciso que os ajudará a compreender e a apreciar os principais tipos de cancro, o diagnóstico e a epidemiologia de um dos problemas globais e uma das principais causas de morbilidade e mortalidade nas próximas décadas. Além disso, o papel dos hidratos de carbono, lípidos e proteínas nos aspectos reguladores das principais vias do metabolismo do cancro e que são responsáveis pela iniciação e progressão do cancro. Segue-se uma breve descrição da medicina alternativa e do tratamento natural do cancro e da forma como as plantas medicinais previnem e tratam o cancro. Tentámos atingir este objetivo discutindo e elucidando os princípios do metabolismo do cancro com exemplos que ilustram o significado fisiológico e fisiopatológico dos tópicos.

Cada capítulo está organizado de forma coerente, começando com uma explicação da estrutura principal e das funções das diferentes vias metabólicas. A maior parte de cada capítulo é dedicada à via etiológica, com ênfase nas principais etapas da via com discussão molecular. A secção seguinte de cada capítulo aborda a via de progressão e desenvolvimento das células cancerígenas, bem como as principais complicações ocorridas. Além disso, os capítulos apresentam uma cobertura exaustiva dos diferentes tipos de tratamento e prevenção com base nas vias metabólicas e moleculares. A expetativa dos autores é que cada capítulo seja lido para compreensão e não para fornecer factos e detalhes abundantes. Esperamos que este livro lhes forneça as ferramentas para compreenderem e apreciarem os recursos detalhados que contêm o corpo de conhecimentos em constante expansão sobre o metabolismo do cancro e o tratamento e prevenção do cancro, especialmente com constituintes naturais.

Autor

Dr. Adel Abdel-Moneim

CAPÍTULO 1

Uma visão geral das abordagens básicas da doença oncológica

Adel Abdel-Moneim, Abdel-Rahman Ragab, Aya E Mohamed, Alaa Magdy

Departamento de Zoologia, Faculdade de Ciências, Universidade de Beni-Suef, Beni-Suef, Egito

Resumo

[th]O cancro é uma das doenças mais temidas do século XX e continua a propagar-se com uma incidência cada vez maior no século XXI, devendo tornar-se uma das principais causas de morbilidade e mortalidade nas próximas décadas em todas as regiões do mundo. Além disso, o cancro é uma doença complexa que envolve numerosas alterações espaciais na fisiologia celular, que acabam por dar origem a tumores malignos. O crescimento anormal das células (neoplasia), a invasão dos tecidos circundantes e de órgãos distantes é a principal causa de morbilidade e mortalidade da maioria dos doentes com cancro. É uma doença fatal causada principalmente por factores ambientais que provocam mutações nos genes que codificam proteínas reguladoras de células críticas. O comportamento celular aberrante resultante conduz a massas expansivas de células anómalas que destroem o tecido normal circundante e podem espalhar-se para órgãos vitais, resultando em doença disseminada. Os agentes causadores de cancro (carcinogéneos) podem estar presentes nos alimentos e na água, no ar e nos produtos químicos e na luz solar a que as pessoas estão expostas. Neste capítulo, resumimos os conhecimentos básicos sobre a definição, a história, a etiologia, o diagnóstico, as classificações e a epidemiologia do cancro.

Kay Ward: Definição, etiologia, história, classificação, diagnóstico e epidemiologia do cancro.

Introdução

O cancro não é apenas uma doença; é um grupo de doenças caracterizadas pelo crescimento descontrolado e pela disseminação de células anormais. Além disso, o cancro é uma doença complexa que envolve numerosas alterações espácio-temporais na fisiologia celular, que acabam por dar origem a tumores malignos (2). O cancro é um termo genérico que designa um grande grupo de doenças que podem afetar qualquer parte do corpo. Outros termos utilizados são tumores malignos e neoplasias. Uma das caraterísticas que definem o cancro é a rápida criação de células anormais que crescem para além dos seus limites habituais e que podem depois invadir partes adjacentes do corpo e espalhar-se para outros órgãos, sendo este último processo designado por metástases. As metástases são a principal causa de morte por cancro (3). Além disso, o cancro é a designação geral de um grupo de mais de 100 doenças. Embora existam muitos tipos de cancro, todos os cancros começam porque as células anormais crescem fora de controlo e é o nome dado a um conjunto de doenças relacionadas (4). Todas as células tumorais apresentam as seis caraterísticas do cancro. Estas caraterísticas são necessárias para produzir um tumor maligno. Estas caraterísticas incluem: crescimento e divisão celular na ausência de sinais corretos, crescimento e divisão contínuos mesmo com sinais contrários, prevenção da morte celular programada, número ilimitado de divisões celulares, promoção da construção de vasos sanguíneos e invasão de tecidos e formação de metástases (5).

Os sintomas do cancro são geralmente causados pelo efeito do cancro na parte do corpo onde está a crescer, embora a doença possa causar sintomas mais gerais, como a perda de peso ou o cansaço. Existem mais de 100 tipos diferentes de cancro, com uma grande variedade de sinais e sintomas que se podem manifestar de diferentes formas. Os sintomas típicos do cancro incluem: a presença de um nódulo invulgar no corpo, tosse persistente ou rouquidão, alteração dos hábitos intestinais, como diarreia ou obstipação invulgares, dificuldade em engolir ou indigestão contínua, qualquer hemorragia anormal, incluindo hemorragia vaginal ou com fezes, ou urina, dificuldade em urinar, perda de peso inexplicável, dor inexplicável e cansaço ou fadiga, alterações da pele, como uma erupção cutânea inexplicável ou uma textura, cor ou forma de espessura invulgares (6).

História de cancro:

Há alguma verdade no velho ditado que diz que o cancro é tão antigo como a raça humana, mas as descobertas paleopatológicas indicam que os tumores existiam nos animais em tempos pré-históricos, muito antes do aparecimento do homem na Terra. Os seres humanos e outros animais têm tido cancro ao longo de toda a história. Por isso, não é de admirar que, desde os primórdios da história, as pessoas tenham escrito sobre o cancro. Algumas das primeiras provas de cancro encontram-se em tumores ósseos fossilizados, em múmias humanas do antigo Egito e em manuscritos antigos. O escritor concluiu que o tumor protuberante da mama era uma doença grave e que não havia tratamento para ela (7). O Papiro de Ebers, datado de cerca de 1500 a.C., contém a primeira referência a um tumor de tecidos moles, um tumor adiposo, e inclui referências a possíveis cancros da pele, do útero, do estômago e do reto (8). Os egípcios tentaram tratar os tumores e os cancros com cautério, facas e sais, e introduziram uma pasta de arsénico que permaneceu em uso como "pomada egípcia" até ao século XIX (9). Os sumérios, chineses, indianos, persas e hebreus da mesma época eram adeptos de remédios à base de ervas, como chá, sumos de fruta, figos e couve cozida, mas, em casos avançados, não hesitavam em recorrer a soluções e pastas de ferro, cobre, enxofre e mercúrio. Muitas destas misturas permaneceram em uso externo e interno, em várias concentrações, durante mais de 3000 anos (10).

Hipócrates (460-375 a.C.) descreveu vários tipos de cancro, referindo-se a eles com a palavra grega καρκίνος karkinos (caranguejo ou lagostim) (11).

Este nome provém do aspeto da superfície de corte de um tumor maligno sólido, com "as veias esticadas por todos os lados como o animal caranguejo tem as patas, de onde deriva o seu nome (12). Descreve 8 casos de tumores ou úlceras da mama que foram removidos por cauterização com um instrumento chamado broca de fogo. Sobre a doença, o texto diz: "Não há tratamento" (13). A primeira descrição completa dos sintomas, sinais e tratamento do cancro do útero foi feita por Aretaeus (81138 d.C.), que viveu e praticou medicina em Alexandria, no Egito. Escreveu, nas suas notas, que existiam formas distintas de cancro: uma era firme ao toque e não ulcerada, enquanto a outra cheirava mal e era ulcerada (8). Ambos os tumores estavam associados a dor e inchaço na virilha. Considera as duas lesões como crónicas e mortais, mas a ulcerada é pior, sem qualquer possibilidade de cura. Considerava a hemorragia uterina associada ao aumento do útero como uma doença incurável (10).

O primeiro relato impresso de um caso de cancro foi publicado em 1507 num folheto de 54 páginas, De Abditis, juntamente com os protocolos de autópsia de 19 casos não cancerosos (14). O uso rotineiro do microscópio para o diagnóstico de tumores e outras doenças foi sugerido pela primeira vez pelo médico inglês Michael Etmullerus (1644-1683). Na edição ampliada do seu Sistema Completo publicada postumamente (15). Em 1712, alertou para o facto de a tosse crónica poder ser causada por um cancro nos pulmões ou nos brônquios e de o inchaço das articulações poder dever-se a um cancro (sarcoma). Galeno afirmava que "o cancro da mama é assim chamado devido à semelhança imaginária com um caranguejo, dada pelos prolongamentos laterais do tumor e pelas veias distendidas adjacentes (16). O professor alemão Wilhelm Fabry acreditava que o cancro da mama era causado por um coágulo de leite num ducto mamário. O professor holandês François de la Boe Sylvius, seguidor de Descartes, acreditava que todas as doenças eram o resultado de processos químicos e que o fluido linfático ácido era a causa do cancro. Nicolaes Tulp, seu contemporâneo, considera que o cancro é um veneno que se propaga lentamente e conclui que é contagioso (17).

Em 1761, o médico John Hill descreveu o rapé de tabaco como a causa do cancro do nariz. Seguiu-se o relatório de 1775 do cirurgião britânico Percivall Pott, segundo o qual o carcinoma dos limpadores de chaminés, um cancro do escroto, era uma doença comum entre os limpadores de chaminés (11). Com a utilização generalizada do microscópio no século XVIII, descobriu-se que o "veneno do cancro" se propagava do tumor primário através dos gânglios linfáticos para outros locais ("metástases"). Esta visão da doença foi formulada pela primeira vez pelo cirurgião inglês Campbell De Morgan entre 1871 e 1874 (18)

Em 1911, Peyton Rous, no Instituto Rockefeller em Nova Iorque, descreveu um tipo de cancro (sarcoma) em galinhas causado pelo que mais tarde ficou conhecido como o vírus do sarcoma de Rous. Recebeu o Prémio Nobel por este trabalho em 1968. Em 1915, Katsusaburo Yamagiwa e Koichi Ichikawa, da Universidade de Tóquio, induziram pela primeira vez o cancro em animais de laboratório, aplicando alcatrão de hulha na pele de coelhos. Passaram mais de 150 anos desde que o clínico John Hill, de Londres, reconheceu o tabaco como um carcinogéneo (uma substância que se sabe ou se crê causar cancro nos seres humanos). Atualmente, foram identificados mais de 100 agentes cancerígenos (químicos, físicos e biológicos). A partir de muitas destas associações de carcinogéneos reconhecidas muito antes, os cientistas compreenderam o mecanismo pelo qual o cancro era produzido. A investigação contínua está a descobrir novos agentes cancerígenos, a explicar como causam o cancro e a fornecer informações sobre as formas de o prevenir (13).

[th]Em meados do século XX, os cientistas começaram a resolver os problemas complexos da química e da biologia subjacentes ao cancro. Watson e Crick receberam o Prémio Nobel em 1962 pela descoberta da estrutura helicoidal do ADN. Mais tarde, os cientistas descobriram como os genes funcionavam

e como podiam ser danificados por mutações. Os cientistas identificaram que o cancro podia ser causado por substâncias químicas (carcinogéneos), radiação, vírus e também por heranças dos antepassados. A maioria dos carcinogéneos danificava o ADN, o que levava a um crescimento anormal das células. As células cancerosas com ADN danificado não morrem, ao passo que as células normais com ADN danificado morrem (19).

A "guerra" política contra o cancro começou com o National Cancer Act de 1971, uma lei federal dos Estados Unidos (20). A lei destinava-se a "alterar a Lei do Serviço de Saúde Pública de modo a reforçar o Instituto Nacional do Cancro para que este pudesse realizar mais eficazmente o esforço nacional contra o cancro". Em 1984, Harald zur Hausen descobriu primeiro o HPV16 e depois o HPV18, responsáveis por cerca de 70% dos cancros do colo do útero. Pela descoberta de que os papilomavírus humanos (HPV) causam o cancro humano, zur Hausen recebeu o Prémio Nobel em 2008 19(21). Desde 1971, os Estados Unidos investiram mais de 200 mil milhões de dólares na investigação sobre o cancro; este total inclui o dinheiro investido pelos sectores público e privado e pelas fundações (22).

Etiologia do cancro:
A grande maioria dos cancros, cerca de 90-95% dos casos, deve-se a factores ambientais. Os restantes 5-10% devem-se a factores genéticos hereditários (23). O termo "ambiental", tal como é utilizado pelos investigadores do cancro, refere-se a tudo o que se encontra fora do corpo e que interage com os seres humanos (24). Neste sentido, o ambiente não se limita ao ambiente biofísico (por exemplo, a exposição a factores como a poluição atmosférica ou a luz solar, encontrados no exterior ou no interior, em casa ou no local de trabalho), mas inclui também o estilo de vida, os factores económicos e comportamentais (25).

Factores ambientais:

a) Produtos químicos:

O carcinogéneo químico ou grupo de carcinogéneos que tem recebido mais atenção é o fumo do tabaco (26). O tabagismo está associado a muitas formas de cancro (27) e está na origem de 80% dos cancros do pulmão (28). Na maioria dos países desenvolvidos, o tabaco é responsável por cerca de 30% de todos os tumores malignos. Para além do cancro do pulmão, o consumo de tabaco provoca tumores da laringe, do pâncreas, do rim e da bexiga (29). Utilizando sistemas experimentais relevantes, as mutações evidentes nos fumadores são atribuíveis, pelo menos em parte, à codificação incorrecta causada pela ligação de alguns hidrocarbonetos aromáticos policíclicos ao ADN (30). O álcool é um exemplo de substância química cancerígena que, na Europa Ocidental, é responsável por 10% dos cancros do sexo masculino e 3% dos cancros do sexo feminino (31). Entre as hipóteses propostas para explicar o aumento do risco de cancro dos consumidores excessivos de álcool contam-se: (i) um efeito carcinogénico de outros produtos químicos para além do etanol presentes nas bebidas alcoólicas (como as N-nitrosaminas); (ii) uma ação solvente que facilita a absorção de outros agentes carcinogénicos (por exemplo, os presentes no fumo do tabaco); (iii) um papel carcinogénico do acetaldeído, o principal metabolito do etanol. Esta última hipótese é apoiada por provas de que o acetaldeído é cancerígeno em animais experimentais, bem como por resultados de estudos recentes em populações que apresentam polimorfismos nos genes que codificam enzimas envolvidas no metabolismo do álcool (32). Muitas profissões e alguns produtos químicos específicos encontrados no trabalho estão associados a um risco acrescido de cancro. As monografias do IARC sobre a avaliação dos riscos cancerígenos para os seres humanos avaliam os dados relevantes para o risco cancerígeno para os seres humanos em consequência da exposição a determinados agentes químicos, físicos e biológicos e a misturas (33). Um grande número de agentes encontrados principalmente num contexto profissional são classificados como possivelmente cancerígenos para os seres humanos, por exemplo, acetaldeído, diclorometano, compostos inorgânicos de chumbo. Para a maioria destes produtos químicos, as provas de carcinogenicidade provêm de estudos em animais experimentais. A exposição a produtos químicos que se sabe apresentarem um risco carcinogénico, como o cloreto de vinilo monómero e o benzeno, pode ocorrer em níveis marcadamente diferentes em diferentes situações profissionais (34)

b) Dieta e exercício físico:

A alimentação, a inatividade física e a obesidade estão relacionadas com 30 a 35% das mortes por cancro (23). O excesso de peso ou a obesidade estão claramente associados a um risco acrescido de muitos cancros (35). As dietas pobres em legumes, frutos e cereais integrais e ricas em carnes processadas ou vermelhas estão associadas a vários tipos de cancro. Acredita-se que a inatividade física contribui para o risco de cancro, não só através do seu efeito no peso corporal, mas também através de efeitos negativos no sistema imunitário e no sistema endócrino (36). Os alimentos podem ser contaminados por toxinas naturais ou artificiais, incluindo substâncias que se revelaram cancerígenas em animais de laboratório e, em alguns casos, nos seres humanos. A contaminação dos alimentos pode ocorrer diretamente durante a sua produção, armazenamento e preparação. Os alimentos podem ser contaminados por micotoxinas, um único fungo pode produzir várias micotoxinas e os alimentos para consumo humano ou animal podem ser contaminados por diversas variedades de fungos produtores de micotoxinas. Apenas um pequeno número de micotoxinas foi classificado como cancerígeno (37). Alguns aditivos, como os fenólicos alimentares, têm efeitos mutagénicos e antimutagénicos (38). É provável que a refrigeração doméstica e a redução do consumo de sal tenham contribuído para a diminuição da incidência de cancro do estômago observada nos países desenvolvidos durante o século XX

(39) . O consumo de peixe salgado à moda chinesa foi especificamente associado a um risco acrescido de cancro da nasofaringe no Sudeste Asiático (40) .

c) Infeção crónica:

Os agentes infecciosos são uma das principais causas de cancro, sendo responsáveis por 18% dos casos a nível mundial e ocorrendo a maioria nos países em desenvolvimento. Os vírus são os agentes infecciosos habituais que causam cancro, mas as bactérias e os parasitas também podem ter um efeito (41). Calcula-se que 60% dos casos de cancro primário do fígado a nível mundial e 67% dos casos nos países em desenvolvimento possam ser atribuídos a uma infeção crónica persistente pelo VHB (42). Cerca de 25% dos casos de cancro do fígado no mundo são atribuíveis ao VHC (43). A infeção pelo VIH aumenta o risco de sarcoma de Kaposi em cerca de 1000 vezes, de linfoma não Hodgkin em 100 vezes e de doença de Hodgkin em 10 vezes (44). As infecções parasitárias fortemente associadas ao cancro incluem o Schistosoma haematobium (carcinoma de células escamosas da bexiga) e os vermes do fígado, Opisthorchis viverrini e Clonorchis sinensis (colangiocarcinoma) (45). Estes agentes provocam o cancro ao causarem uma inflamação crónica e/ou ao produzirem compostos mutagénicos (46).

d) Radiação:

A radiação é omnipresente em todo o ambiente e tem fontes naturais e artificiais. A radiação ionizante é um dos carcinogéneos mais intensamente estudados, classificado no Grupo 1 (47). O nível de risco de cancro após a exposição a raios X ou raios γ é modificado por uma série de factores, para além da dose de radiação, que incluem a idade em que a exposição ocorre, o período de tempo durante o qual a radiação é recebida e o sexo da pessoa exposta. A exposição a doses elevadas de radiação aumenta o risco de leucemia em mais de cinco vezes. (48). A luz solar é, de longe, a fonte mais significativa de irradiação ultravioleta e causa vários tipos de cancro da pele.

A exposição da pele à radiação ultravioleta provoca danos no ADN (Carcinogen activation and DNA repair, p89) e também a conversão do ácido trans-urocânico em ácido cis-urocânico, o que conduz a lesões celulares e, em última análise, ao cancro (49).

e) Agentes físicos (poluição):

Várias determinações sugerem que a poluição ambiental é responsável por 1-4% da carga total de cancro nos países desenvolvidos. Algumas substâncias causam cancro principalmente através dos seus efeitos físicos, e não químicos, nas células. No entanto, no presente contexto, a "poluição ambiental" refere-se a um subconjunto específico de factores ambientais cancerígenos, nomeadamente os contaminantes do ar, da água e do solo. Os poluentes cancerígenos relativamente aos quais existe mais informação incluem o amianto (referindo-se aqui à exposição não profissional), os agentes tóxicos do ar urbano, os poluentes do ar interior e os subprodutos da cloração e outros contaminantes da água potável (50). Um exemplo proeminente é a exposição prolongada ao amianto, fibras minerais naturais que são uma das principais causas do mesotelioma, que é um cancro da membrana serosa, geralmente a membrana serosa que envolve os pulmões (51).

f) Medicamentos e hormonas:

Os medicamentos considerados cancerígenos para o ser humano incluem alguns medicamentos antineoplásicos e combinações de medicamentos, certas hormonas e antagonistas hormonais, alguns imunossupressores e um pequeno número de agentes diversos (52). Os riscos de cancro aumentam com o aumento da intensidade e da duração dos medicamentos imunossupressores (53). Alguns agentes antineoplásicos e terapias medicamentosas combinadas causaram cancros secundários nos doentes. Todos estes agentes têm em comum a capacidade de reagir quimicamente com o ADN, produzindo danos genéticos a nível celular (por exemplo, a procarbazina), ou de interferir com a replicação do ADN de uma forma que pode produzir danos genéticos (54). As hormonas são reguladores potentes das funções corporais e os desequilíbrios hormonais podem causar um aumento do risco de determinados cancros (Factores reprodutivos e hormonas, p76). O fator de crescimento semelhante à insulina 1 (IGF1) é um péptido que estimula a mitose e inibe a apoptose (55). O risco de cancro da mama aumenta nas mulheres pós-menopáusicas com um perfil hormonal plasmático hiperandrogénico (excesso de androgénios), caracterizado por níveis plasmáticos aumentados de testosterona e Δ-4 androstenediona, níveis reduzidos de globulina de ligação às hormonas sexuais e níveis aumentados de estradiol total e estradiol biodisponível não ligado à globulina de ligação às hormonas sexuais. Do mesmo modo, as mulheres pós-menopáusicas correm um risco acrescido de cancro do endométrio (56).

g) Idade: Muitos tipos de cancro tornam-se mais prevalentes com a idade. Quanto mais tempo as pessoas vivem, maior é a exposição a agentes cancerígenos e mais tempo há para que ocorram alterações genéticas ou mutações nas células (6)

Genética hereditária:

i) Hereditariedade: Os cancros hereditários são causados principalmente por um defeito genético herdado. Menos de 0,3% da população é portadora de uma mutação genética que tem um grande efeito sobre o risco de cancro e esta causa menos de 310% de todos os cancros (57) e o cancro colorrectal hereditário sem polipose (HNPCC ou síndrome de Lynch), que está presente em cerca de 3% das pessoas com cancro colorrectal (58). Entre as primeiras provas registadas de suscetibilidade hereditária encontra-se a descrição feita por um médico parisiense, Paul Broca, de uma família com muitos casos de cancro da mama de início precoce, cancro do fígado ou outros tumores (59). Os riscos de cancro ao longo da vida devido a mutações nos genes de predisposição para o cancro podem ser muito elevados; uma mulher portadora de uma mutação no gene BRCA1 tem um risco ao longo da vida de aproximadamente 70% de desenvolver cancro da mama ou dos ovários, em comparação com mulheres sem essas mutações (60). Algumas informações recentes indicam que alguns factores ambientais podem representar um perigo particular para os indivíduos que herdaram um risco muito elevado de cancro. Por exemplo, o risco de cancro da mama em mulheres com mutações BRCA1 é influenciado por determinados factores ambientais, o que indica que estes tumores estão sujeitos a influências hormonais, tal como os cancros da mama esporádicos (61).

ii) Genética e Epigenética: O cancro é fundamentalmente uma doença de falha na regulação do crescimento dos tecidos. Para que uma célula normal se transforme numa célula cancerosa, os genes que regulam o crescimento e a diferenciação celular têm de ser alterados (62). Os genes afectados dividem-se em duas grandes categorias.

Os oncogenes são genes que promovem o crescimento e a reprodução celular. Os genes supressores de tumores são genes que inibem a divisão e a sobrevivência das células. Normalmente, são necessárias alterações em muitos genes para transformar uma célula normal numa célula cancerosa (63). As alterações genéticas podem ocorrer a diferentes níveis e por diferentes mecanismos. O ganho ou a perda de um cromossoma inteiro pode ocorrer através de erros na mitose. Mais comuns são as mutações, que são alterações na sequência de nucleótidos do ADN genómico. (64) A visão clássica do cancro é a de um conjunto de doenças causadas por anomalias genéticas progressivas que incluem mutações em genes supressores de tumores e oncogenes e anomalias cromossómicas (65) A herança epigenética é definida como a informação celular, para além da própria sequência de ADN, que é hereditária durante a divisão celular: A metilação do ADN, o imprinting genómico e a modificação das histonas (66). As alterações epigenéticas ocorrem frequentemente nos cancros. A título de exemplo, um estudo enumerou os genes codificadores de proteínas cuja metilação estava frequentemente alterada em associação com o cancro do cólon. Estes incluíam 147 genes hipermetilados e 27 genes hipometilados. Dos genes hipermetilados, 10 estavam hipermetilados em 100% dos cancros do cólon e muitos outros estavam hipermetilados em mais de 50% dos cancros do cólon (67).

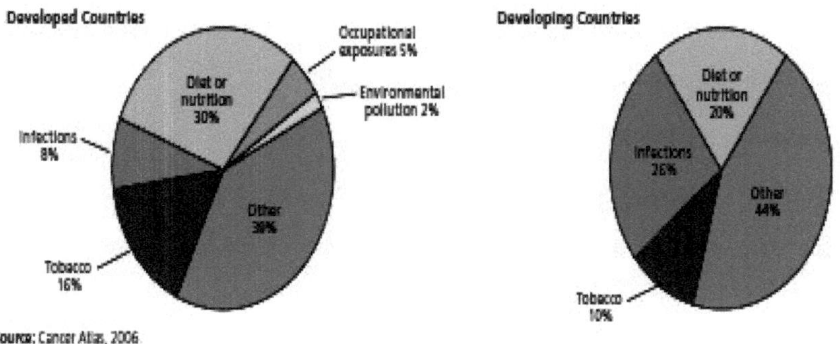

Figura 1: Proporção de causas de cancro por principais factores de risco e nível de desenvolvimento económico (68)

Diagnóstico de cancro

Métodos morfológicos:

Muitas das técnicas laboratoriais e de imagiologia que evoluíram em oncologia ao longo dos anos são muito sofisticadas, pelo que os clínicos ainda têm de depender da histopatologia para o diagnóstico de determinados tumores sólidos. Qualquer amostra de tecido deve ser acompanhada de dados pertinentes do doente, que incluem a sua identidade, idade, sexo, duração da doença e localização exacta da lesão, dimensão e qualquer tratamento anterior. Com o advento dos registos médicos electrónicos, o médico deve certificar-se de que estes dados constam dos registos electrónicos do doente, para que o patologista possa recuperá-los facilmente quando necessário (70).

Métodos de amostragem para exame patológico:

A origem da palavra biopsia vem dos termos gregos bios (vida) e opsis (visão): visão da vida. Uma biopsia consiste na obtenção de tecido de um

23

organismo vivo com o objetivo de o examinar ao microscópio, a fim de estabelecer um diagnóstico com base na amostra (71). Existem diferentes técnicas utilizadas para efetuar o procedimento de biópsia, dependendo do tipo de tecido de interesse, como por exemplo

i) Biópsia incisional:

A técnica incisional envolve a remoção de uma porção representativa da lesão alvo e de uma parte de tecido saudável (72).

ii) Biópsia excisional:

A biópsia excisional, por sua vez, envolve a remoção total da lesão, com ligeiras margens de segurança periféricas e em profundidade, aplicáveis a papilomas, fibromas ou granulomas (73). Estas biópsias desempenham um papel diagnóstico e terapêutico, uma vez que é efectuada a remoção completa da lesão, garantindo a inclusão de uma margem periférica de tecido normal (74).

iii) Biópsia por aspiração com agulha fina:

A biopsia por aspiração com agulha fina (PAAF) é um método rápido, simples, seguro, indolor e pouco dispendioso. É da maior importância no diagnóstico pré-operatório de tumores (75). A fiabilidade diagnóstica do método é boa. Permite-nos classificar os tumores como malignos ou benignos em quase 100% dos casos e especificar melhor o tipo de tumor em 8098% dos casos (76). Os efeitos secundários graves (hemorragia grave, infeção, dor, vómitos, etc.) são raros (**77**). No processo de aspiração, as células raramente são danificadas de forma extensiva, uma vez que o pequeno diâmetro da agulha permite empurrar o tecido para o lado em vez de o rasgar (78).

iv) Citologia:

É um método que tem sido amplamente utilizado no rastreio do cancro do colo do útero e que pode ser utilizado para outros cancros suspeitos, como os cancros da bexiga, do estômago e do pulmão. Baseia-se na premissa de que as células neoplásicas são menos coesas do que as células normais e são facilmente libertadas nos fluidos corporais, como a urina, o fluido gástrico, os fluidos pleural, peritoneal e brônquico (69). Com a melhoria da acessibilidade dos órgãos por endoscopia, os exames citológicos estão a ser largamente substituídos pela endoscopia direta e pela biopsia do estômago, da bexiga e dos brônquios (79).

Aspirado de medula óssea

Estes mostram uma imagem da medula óssea que pode ser afetada em leucemias e cancros do sangue (80).

Procedimentos endoscópicos:

A endoscopia (en-DAHS-kuh-pee) é um procedimento médico efectuado com um instrumento chamado endoscópio (EN-duh-skop). O endoscópio é introduzido no corpo para observar o seu interior e, por vezes, é utilizado para certos tipos de cirurgia. Os endoscópios foram inicialmente desenvolvidos para observar partes do corpo que não podiam ser vistas de outra forma. É frequentemente utilizado na prevenção, deteção precoce, diagnóstico, estadiamento e tratamento do cancro (81).

Preparação de amostras para exame histológico:

Após a recolha da amostra de tecido, esta é submetida a uma preparação antes do exame histológico. A preparação da amostra pode ser em secções permanentes ou congeladas (70).

Biomarcadores:

Cada tipo de célula tem uma assinatura molecular única, designada por biomarcadores, que são caraterísticas identificáveis, tais como níveis ou actividades (as capacidades dos genes ou proteínas para desempenharem as suas funções) de uma miríade de genes, proteínas ou outras caraterísticas moleculares. Os biomarcadores são, por conseguinte, uma medida ou avaliação objetiva dos processos biológicos normais, dos processos patogénicos ou das respostas farmacológicas a uma intervenção terapêutica (70). O biomarcador ideal deve ter uma especificidade e uma sensibilidade elevadas, sobretudo se for útil para o estadiamento (82).

Técnicas moleculares:

Os avanços tecnológicos da biologia molecular nos últimos 20-25 anos conduziram a um aumento dramático da identificação dos processos moleculares envolvidos na tumorigénese. Durante este período, a base molecular do cancro deixou de ser um mistério (83). A análise mutacional dos oncogenes e dos genes supressores de tumores pode fornecer provas de uma associação específica entre estes genes e o tipo de tumor. Estes genes podem ser alterados durante a carcinogénese por diferentes mecanismos, tais como mutações pontuais, translocações cromossómicas, amplificação ou deleção de genes. Além disso, estes genes podem ser analisados a diferentes níveis - ADN, ARN ou proteínas expressas (**84**).

A reação em cadeia da polimerase (PCR) é uma técnica científica da biologia molecular que permite amplificar uma única ou algumas cópias de um pedaço de ADN em várias ordens de grandeza, gerando milhares a milhões de cópias de uma determinada sequência de ADN (85).

Hibridação fluorescente in situ: A FISH oferece grandes vantagens em relação à citogenética convencional no estudo de deleções e translocações cromossómicas e amplificações de genes (86). Atualmente, a FISH é frequentemente utilizada na avaliação da amplificação do oncogene HER2/neu no carcinoma da mama e na deteção de diferentes translocações na leucemia mieloide crónica e na leucemia mieloide aguda (**87**).

Imagem espetral do cariótipo: As ligeiras variações de cor, indetectáveis pelo olho humano, são detectadas por este dispositivo computorizado, que atribui então uma cor visual fácil de distinguir (cor de classificação) a cada par de cromossomas (88) .

Microarrays de ADN: Esta tecnologia permite, num único ensaio, avaliar simultaneamente a taxa de expressão de milhares de genes numa determinada amostra. Os dois tipos de microarrays de ADN mais utilizados são os microarrays de cDNA e os chips de oligonucleótidos/ADN (89).

Citometria de fluxo: É uma técnica utilizada para examinar e diferenciar células com base em determinadas propriedades físicas e químicas. Uma amostra de células sanguíneas ou tecidulares em suspensão é passada através do citómetro de fluxo e a dispersão emitida pela célula no local onde se encontra com a luz é analisada para melhor caraterizar a célula (90)

Microscopia eletrónica: é utilizada quando é necessário examinar estruturas celulares ou intracelulares específicas. Tal como a IHC, ajuda a uma classificação mais exacta do tumor (70).

A imuno-histoquímica (IHC) é utilizada para detetar antigénios ou a expressão de proteínas numa secção de tecido fixada, através de um anticorpo específico para o antigénio/proteína (70), sendo uma ferramenta muito valiosa e frequentemente utilizada no diagnóstico diferencial de carcinomas do pulmão, quer primários quer secundários (**91**).

Diagnóstico por imagem:

A imagiologia biomédica (92) desempenha um papel cada vez mais importante em todas as fases do tratamento do cancro (93). Estão a ser desenvolvidos biomarcadores imagiológicos para identificar a presença de cancro, o estádio e a agressividade do tumor, bem como a resposta à terapêutica (94). A maioria dos sistemas de imagiologia clínica baseia-se na interação da radiação electromagnética com os tecidos e fluidos corporais. Os ultra-sons constituem uma exceção, uma vez que se baseiam na reflexão, dispersão e mudança de frequência das ondas acústicas. Os ultra-sons também interagem com os tecidos e podem representar a elasticidade dos tecidos. Os tecidos cancerosos são menos elásticos do que os tecidos normais e a elastografia por ultra-sons (95).

Tipos de exames imagiológicos:

• **Tomografia computorizada (TC):** A imagem mostra os ossos, órgãos e tecidos moles mais claramente do que as radiografias normais.

• **Exame de ressonância magnética (MRI):** Tal como a tomografia computorizada, a ressonância magnética cria imagens em corte transversal do seu interior.

• **Radiografias e outros exames radiográficos:** As radiografias, mais frequentemente designadas por raios X, produzem imagens semelhantes a sombras dos ossos e de determinados órgãos e tecidos.

• **Mamografia:** a mamografia de rastreio é utilizada para procurar sinais de cancro da mama quando não tem quaisquer sintomas ou problemas mamários.

• **Exames de medicina nuclear:** Os exames nucleares efectuam imagens com base na química do corpo e não em formas físicas

• **Ultra-sons:** A ecografia é muito boa para obter imagens de algumas doenças dos tecidos moles que não aparecem bem nas radiografias. A ecografia é também uma boa forma de distinguir quistos cheios de líquido de tumores sólidos (1).

Classificação do cancro:

A classificação das neoplasias envolve o seu arranjo ou distribuição em classes de acordo com um método ou sistema (96). As neoplasias podem ser classificadas de várias formas:

a) Classificação por local de origem;

Por local de origem primária, os cancros podem ser de tipos específicos como

    • Cancro da mama,

    • Cancro do pulmão, cancro da próstata,

- Cancro do fígado Carcinoma de células renais (cancro do rim),

- Cancro oral, cancro do cérebro, etc. (97).

b) De acordo com o comportamento:

Por vezes, estes tumores permanecem na parte do corpo em que se iniciaram, crescendo frequentemente bastante e pressionando as estruturas vizinhas, mas sem se espalharem para outras partes do corpo. Frequentemente, estão completamente encerrados numa bainha protetora ou num invólucro de tecido. Estes tumores são conhecidos como tumores benignos I. Mas, por vezes, surgem tumores que não permanecem inofensivos num só local. Destroem a parte do corpo em que se originaram e espalham-se para outras partes onde iniciam um novo crescimento e causam nova destruição. Estes são os tumores malignos ou cancros. É esta disseminação do cancro (metástases) para os órgãos vitais que geralmente mata o doente. É esta caraterística que distingue um tumor maligno de um tumor benigno (98**).**

c) De acordo com o tipo de tecido (anatomia):

Os cancros são classificados de acordo com o tipo de célula a que as células tumorais se assemelham e que, por conseguinte, se presume ser a origem do tumor. Estes tipos incluem;

c. 1. carcinoma

Cancro que começa na pele ou nos tecidos que revestem ou cobrem os órgãos internos, ou que derivam de células epiteliais. Este grupo inclui muitos dos cancros mais comuns e inclui quase todos os cancros da mama, da próstata, do pulmão, do pâncreas e do cólon (99). Existem vários subtipos, incluindo o adenocarcinoma - com origem em tecido glandular, o carcinoma basocelular, o carcinoma espinocelular e o carcinoma de células de transição (100).

c.2.Sarcoma;

Cancros que surgem do tecido conjuntivo (ou seja, osso, cartilagem, gordura, nervo), cada um dos quais se desenvolve a partir de células originárias de células mesenquimatosas fora da medula óssea. Os sarcomas ocorrem com menos frequência do que os carcinomas e são mais comuns em grupos etários mais jovens. No passado, os sarcomas eram classificados de uma forma descritiva e não numa base histogenética. Termos como sarcoma de células gigantes, sarcoma de células redondas ou sarcoma de células fusiformes eram comummente utilizados (101).

C.3. Linfoma

O linfoma tem origem no tecido linfático. O sistema linfático é um sistema de tubos e glândulas do corpo que filtra os fluidos corporais e combate as infecções. É constituído pelas glândulas linfáticas, pelos vasos linfáticos e pelo baço. Estas células começam a dividir-se antes de estarem completamente maduras, pelo que não conseguem combater as infecções. Nos últimos anos, foram feitos grandes progressos no tratamento e na compreensão da histogénese, das propriedades imunológicas e do padrão de propagação dos linfomas malignos. Existem dois tipos principais: a doença de Hodgkin e os linfomas não Hodgkin, cada um deles dividido num certo número de subtipos. Ocorrem combinações de dois tipos ou subtipos e são designados por linfomas compostos (102).

c.4.Leucemias; É uma doença em que a medula óssea produz demasiados glóbulos brancos. O cancro provoca a produção de um grande número de células sanguíneas anormais que vão para o sangue. As células sanguíneas não estão completamente formadas e, por isso, não funcionam corretamente para combater as infecções (103).

c.5 Mieloma; tem origem na medula óssea e começa nas células plasmáticas. As células plasmáticas são um tipo de glóbulo branco produzido na medula óssea. Produzem anticorpos, também chamados imunoglobulinas, para ajudar a combater as infecções. No mieloma, os plasmócitos tornam-se anormais, multiplicam-se de forma descontrolada e produzem apenas um tipo de anticorpo que não funciona corretamente para combater as infecções (104).

c.6 Tipos mistos;

Estes têm dois ou mais componentes do cancro. Alguns dos exemplos incluem o tumor mesodérmico misto e o carcinossarcoma,

carcinoma adenoescamoso e teratocarcinoma. Os blastomas são outro tipo que envolve os tecidos embrionários (97).

d) De acordo com o grau (classificação histológica): O aspeto das células e o grau de diferenciação são avaliados patologicamente. As células indiferenciadas são altamente anormais, ou seja, imaturas e primitivas.

Grau 1 Células ligeiramente anormais e bem diferenciadas

Grau 2 Células mais anormais e moderadamente diferenciadas

Grau 3 Células muito anormais e pouco diferenciadas

Grau 4 Células imaturas e indiferenciadas

Grau 5 O grau não pode ser avaliado (105)

e) De acordo com a fase clínica;

O sistema de estadiamento TNM baseia-se na extensão do tumor (T), na extensão da disseminação para os gânglios linfáticos (N) e na presença de metástases (M).

- A categoria T descreve o tumor original (primário).

- A categoria N descreve se o cancro atingiu ou não

gânglios linfáticos próximos

- A categoria M indica se existem metástases à distância (disseminação de

cancro para outras partes do corpo) (106)

Caso contrário, os médicos combinam os resultados T,N,M para determinar o estádio do cancro de cada pessoa. A maioria dos cancros tem quatro estádios: estádios I (um) a IV (quatro). Alguns cancros têm também um estádio 0 (zero).

➕ **Estádio 0.** Este estádio descreve o cancro in situ, que significa "no local". Os cancros no estádio 0 ainda estão localizados no local onde começaram e não se espalharam para os tecidos próximos. Esta fase do cancro é muitas vezes altamente curável, geralmente através da remoção de todo o tumor com cirurgia.

➕ **Estádio I.** Este estádio é normalmente um cancro ou tumor pequeno que não cresceu profundamente nos tecidos próximos. Também não se espalhou para os gânglios linfáticos ou outras partes do corpo. É frequentemente designado por cancro em fase inicial.

➕ **Estadio II e III.** Estes estádios indicam cancros maiores ou tumores que cresceram mais profundamente nos tecidos próximos. Podem também ter-se espalhado para os gânglios linfáticos, mas não para outras partes do corpo.

➕ **Estádio IV.** Este estádio significa que o cancro se espalhou para outros órgãos ou partes do corpo. Também pode ser designado por cancro avançado ou metastático (107).

Epidemiologia do cancro

O cancro é a segunda causa de morte mais comum em todo o mundo, a seguir às doenças cardiovasculares (108). Em 1990, morreram 5,8 milhões de pessoas devido ao cancro (109). As mortes têm vindo a aumentar principalmente devido ao aumento da esperança de vida e às alterações do estilo de vida nos países em desenvolvimento (110). A nível mundial, registaram-se 12,7 milhões de novos casos de cancro em 2008 (6 639 000 nos homens e 6 038 000 nas mulheres) e 7,6 milhões de mortes por cancro (4 225 000 nos homens e 3 345 000 nas mulheres) (111). Os cancros figuram entre as principais causas de morbilidade e mortalidade em todo o mundo, com cerca de 14 milhões de novos casos e 8,2 milhões de mortes relacionadas com o cancro em 2012, um número que deverá aumentar para 22 milhões por ano nas próximas duas décadas. Durante o mesmo período, prevê-se que as mortes por cancro aumentem de um número estimado de 8,2 milhões para 13 milhões por ano (3). O fardo global do cancro continua a aumentar, em grande parte devido ao envelhecimento e ao crescimento da população mundial, a par de uma adoção crescente de comportamentos cancerígenos, nomeadamente o tabagismo, nos países economicamente em desenvolvimento. Entre os homens, os cinco locais mais comuns de cancro diagnosticados em 2012 foram o cancro do pulmão, da próstata, do colo-rectal, do estômago e do fígado. Entre as mulheres, os 5 locais mais comuns diagnosticados foram o cancro da mama, do colo-rectal, do pulmão, do colo do útero e do estômago. Globalmente, em 2012, os cancros mais comuns diagnosticados foram os do pulmão (1,8 milhões de casos, 13,0% do total), da mama (1,7 milhões, 11,9%) e do intestino grosso (1,4 milhões, 9,7%). As causas mais comuns de morte por cancro foram os cancros do pulmão (1,6 milhões, 19,4% do total), do fígado (0,8 milhões, 9,1%) e do estômago (0,7 milhões, 8,8%) (112).

Para além do custo humano, tratar e cuidar de um número crescente de doentes com cancro tem um enorme impacto económico, aumentando as exigências nos orçamentos dos cuidados de saúde, mesmo nas nações mais ricas, e representa uma grande ameaça, especialmente para os países de baixo e médio rendimento, prejudicando os sistemas de saúde pública e o desenvolvimento económico. O relatório sobre o custo económico global do cancro indicou que o cancro tem o impacto económico mais devastador de todas as principais causas de morte no mundo. Em todo o mundo, estima-se que, em 2008, se perderam 169 a 3 milhões de anos de vida saudável devido ao cancro. Todos os anos, o cancro custa ao mundo mais dinheiro do que qualquer outra doença, de acordo com o American Institute of Cancer Research (AICR). O custo económico global do cancro, de 1,4 triliões de dólares por ano, foi calculado com base no relatório da live-strong e da

American Cancer Society (ACS) de junho de 2010. O impacto económico total da morte prematura e da incapacidade causadas pelo cancro foi de 895 mil milhões de dólares em 2008, não incluindo os custos diretos do tratamento. Comparativamente, as doenças cardíacas custam 753 mil milhões de dólares. Os três principais cancros com maior impacto económico a nível mundial são o cancro do pulmão (188 mil milhões de dólares), o cancro do cólon/rectal (99 mil milhões de dólares) e o cancro da mama (88 mil milhões de dólares) (113). Apenas 5% dos recursos globais para o cancro são gastos nos países em desenvolvimento (114).

Referências

1. Sociedade Americana do Cancro (2015). Factos e números sobre o cancro 2015. American Cancer Society Inc. GA 30303-1002 (404) 320-3333.

2. Anand P, Kunnumakkara AB, Sundaram C, Harikumar KB, Tharakan St. et al.(2008). Cancer is a preventable disease that requires major lifestyle changes. Pharm Res, 25,2097-116.

3. OMS (2015): Cancro. Ficha informativa n.º 297, actualizada em fevereiro de 2015.

4. Hongbao M, Margaret Ma, Yan Y. (2015), Investigação sobre a história do cancro. Literaturas Biologia do Cancro, 5(2),48-65.

5. Douglas H , Robert WA. (2000). "The hallmarks of cancer". Cell, 100 (1), 57-70.

6. Cancer Research UK (CR UK)(2013). Possíveis sintomas de cancro. Recuperado em 07 de dezembro de 2013.

7. Breasted JH. (1930). O Papiro Cirúrgico de Edwin Smith. Chicago: University of Chicago Press.

8. Ebbell B. (1937). The Papyrus Ebers. Copenhaga: Levin e Munksgaard.

9. Hajdu SI. (2004). O pensamento greco-romano sobre o cancro. Cancro, 100,204851.

10. Wolff J. Lehre von den Krebskrankheiten von den altesten Zeiten bis zur Gegenwart, 4 Teile in 5Bde.Jena: G. Fischer; 1907- 1928.

11. Hajdu SI, Thun, MJ, Hannan, LM, Jemal A. (2011). Uma nota da história: Marcos na história do cancro, parte 3. Cancer,118(4),1155-68.

12. Ralph WM. (2004). "Galeno sobre o cancro". Decisões sobre o cancro. Arquivado do original em 16 de julho de 2011.

13. Sociedade Americana do Cancro (2015). Global cancer. Facts &Figures 2011, 2nd ed. Atlanta.

14. BenivieniA . De Abditis nonnullis ac Mirandis Morborum et Sanationum Causis. Florentiae: P. Giuntae; 1507.

15. Etmullerus M. A Complete System of the Theory and Practice of Physic. Londres: A. Bell; 1712.

16. Majno G &Joris I.(2004). Células, Tecidos e Doenças: Princípios de Patologia Geral: August 26, 2004. Oxford University Press.

17. Yalom, MA.(1998). A history of the breast (Uma história do peito). Ballantine Books. Nova Iorque.

18. Grange JM, Stanford JL, Stanford CA. Campbell De Morgan's (2002). Observations on cancer", e a sua relevância nos dias de hoje. J of the Roy Soc of Med, 95(6), 296-9.

1 9.Sudhakar A (2009). História do cancro, métodos de tratamento antigos e modernos. J Cancer Sci Ther, 1(2),10.

20. Marco histórico (1971). Lei Nacional do Cancro de 1971". Cronograma do programa de desenvolvimento terapêutico. Instituto Nacional do Cancro. Recuperado em 200908-09.

21. Hausen HZ (2010). Autobiografia". Nobelprize.org. Recuperado em 201003-17

22. Begley SH. (2008). "Repensar a guerra contra o cancro". Newsweek.

Recuperado em 2008-09-08.

23. World Health Qrganization" (WHQ) (2014). "Cancer Fact sheet N°297".

24. Institutos Nacionais de Saúde (NIH) (2003). O cancro e o ambiente: What you need to Know, What You Can Do (O que precisa de saber, o que pode fazer). Publicação NIH n.º 032039.

25. Kravchenko J, Akushevich I, Manton KG. (2009). Padrões de mortalidade e morbilidade por cancro na população dos EUA: uma abordagem interdisciplinar. Berlim: Springer.

26. Agência Internacional de Investigação do Cancro (IARC) (2010). Alguns hidrocarbonetos aromáticos policíclicos não heterocíclicos e algumas exposições relacionadas. IARC Monographs on the Evaluation of Carcinogenic Risks to Humans.Vol. 92.,Lyon.

2 7.Sasco AJ, Secretan MB, Straif K (2004). "Tobacco smoking and cancer: a brief review of recent epidemiological evidence". Lung Cancer. 45, 2: S3-9.

28. Biesalski HK, Mesquita BB, Chesson A, Chytil F, Grimble R. et al. (1998). "European Consensus Statement on Lung Cancer: risk factors and prevention. Painel do Cancro do Pulmão". CA Cancer J Clin 48 (3), 167-76.

29. WaldNJ&
    Hackshaw AK. (1996). Cigarette smoking: an epidemiological overview. Br Med Bull, 52: 3-11.

30. Hainaut P& Hollstein M. (2000). p53 and human cancer: the first ten thousand mutations. Adv Cancer Res, 77: 81- 137.

3 1.Schutze M, Boeing H, Pischon T, Rehm J, Kehoe T. et al. (2011). "Alcohol attributable burden of incidence of cancer in eight European countries based on results from prospective cohort study". BMJ 342: d1584.

32. Matsuo K, Hamajima N, Shinoda M, Hatooka S, Inoue M, et al. (2001). Interação gene-ambiente entre um polimorfismo da aldeído desidrogenase-2

(ALDH2) e o consumo de álcool para o risco de cancro do esófago. Carcinogenesis, 22, 913-16.

33. Health Effects Institute (HEI) (1991). Asbestos in Public and Commercial Buildings: A Literature Review and Synthesis of Current Knowledge, Boston, MA, Health Effects Institute.

34. Bruce N, Perez-Padilla R, Albalak R. (2000). Indoor air pollution in developing countries: a major environmental and public health challenge (Poluição do ar interior nos países em desenvolvimento: um grande desafio ambiental e de saúde pública). Boletim do Órgão Mundial de Saúde, 78, 1078-92

35. Sociedade Americana do Cancro (ACS) (2014). A história do cancro. Última revisão médica: 6/12/2014, Última Revisão: 6/12/2014.

35. Sociedade Americana do Cancro (ACS) (2015). Peso corporal e risco de cancro. Última revisão médica: 4/24/2015

36. Kushi LH, Byers T, Doyle C, Bandera EV, McCullough M. et al. (2006). "American Cancer Society Guidelines on Nutrition and Physical Activity for cancer prevention: reducing the risk of cancer with healthy food choices and physical activity". CA Cancer J Clin 56 (5), 254-81.

37. Wild CP & Hall AJ. (2000). Primary prevention of hepatocellular carcinoma in developing countries (Prevenção primária do carcinoma hepatocelular nos países em desenvolvimento). Mutat Res, 462, 381-93.

38. Ferguson LR. (1999). Mutagénicos e carcinogénicos naturais e artificiais na dieta humana. Mutat Res, 443, 1-10.

39. Palli D. (2000). Epidemiology of gastric cancer: an evaluation of available evidence (Epidemiologia do cancro gástrico: uma avaliação dos dados disponíveis). J Gastroenterol, 35,12, 84-89.

40. IARC (1993). Some Naturally Occurring Substances: Food Items and Constituents, Heterocyclic Aromatic Amines and Mycotoxins, (IARC

Monographs on the Evaluation of Carcinogenic Risks to Humans, Vol. 56), Lyon, lARCPress.

41. Pagano, JS, Blaser, M , Buendia, MA, Damania, B, Khalili, K.et al. (2004). "Agentes infecciosos e cancro: critérios para uma relação causal". Semin. Cancer Biol. 14 (6), 453- 71.

42. Pisani P, Parkin DM, Muñoz N, Ferlay J. (1997), Cancer and infection: estimates of the attributable fraction in 1990. Cancer Epidemiol Biomarkers Prev, 6, 387-400.

43.IARC (1994). Hepatitis Viruses (IARC Monographs on the Evaluation of Carcinogenic Risks to Humans, Vol. 59), Lyon, IARC Press.

44.IARC (1996): Human Immunodeficiency Viruses and Human T-Cell Lymphotropic Viruses (IARC Monographs on the Evaluation of Carcinogenic Risks to Humans, Vol. 67), Lyon, IARCPress. .

45.Samaras V, Rafailidis PI, Mourtzoukou EG, Peppas G, Falagas ME. (2010). "Infecções bacterianas e parasitárias crónicas e cancro: uma revisão" (PDF). J Infect Dev Ctries 4 (5), 267-81.

46.IARC (1994). Schistosomes, Liver Flukes and Helicobacter Pylori (IARC Monographs on the Evaluation of Carcinogenic Risks to Humans, Vol. 61), Lyon, IARCPress .

47.IARC (2000). Ionizing Radiation, Part 1: X- and Gamma (g)-Radiation, and Neutrons . (IARC Monographs on the Evaluation of Carcinogenic Risks to Humans. Vol. 75), Lyon, IARCPress .

48. Comité Científico das Nações Unidas para os Efeitos das Radiações Atómicas (UNSCEAR) (1994). Sources and Effects of Ionizing Radiation (Fontes e efeitos das radiações ionizantes): Relatório de 1994, Viena, UNSCEAR.

49.IARC (1992). UV and Solar Radiation (IARC Monographs on the Evaluation of Carcinogenic Risks to Humans,Vol. 55), Lyon, IARCPress.

50. Centro de Harvard para a Prevenção do Cancro (HCCP) (1996). Relatório de Harvard sobre a prevenção do cancro. Causas do cancro humano. Poluição ambiental. Cancer Causes Control,7 ,1: S37-S38.

51. Maltoni CFM, Holland JF. (2000). "Capítulo 16: Carcinogéneos físicos". Em Bast RC, Kufe DW, Pollock RE; et al., Holland-Frei Cancer Medicine (5th ed.). Hamilton, On-tario: B.C. Decker.

52. Selbey JV, Friedman GD, Herrinton LJ. (1996).Pharmaceuticals other than hormones. In: Schottenfeld D, Fraumeni, JF eds, Cancer Epidemiology and Prevention, Nova Iorque, Oxford University Press, 489501.

53.Kinlen LJ. (1996). Factores imunológicos, incluindo a SIDA. In: Schottenfeld D, Fraumeni, JF eds, Cancer Epidemiology and Prevention, Nova Iorque, Oxford University Press, 532-545.

54.IARC (2000). Some Antiviral and Antineoplastic Drugs and Other Pharmaceutical Agents (IARC Monographs on the Evaluation of Carcinogenic Risks to Humans, Vol. 76), Lyon, IARCPress.

55.Samani A A, Yakar, S, LeRoith, D, Brodt, P (2007). The role of the IGF system in cancer growth and metastasis: overview and recent insights. Endocr. Rev. 28,20-47.

56. Helzlsouer KJ, Alberg AJ, Bush TL, Longcope C, Gordon GB, Comstock GW (1994). A prospective study of endogenous hormones and breast cancer (Estudo prospetivo das hormonas endógenas e do cancro da mama). Cancer Detect Prev, 18, 79-85.

57. Roukos DH. (2009). "Genome-wide association studies: how predictable is a person's cancer risk?". Expert Rev Anticancer Ther 9 (4), 389-92.

58. Cunningham D, Atkin W, Lenz HJ, Lynch HT, Minsky B et al. (2010). "Cancro colorrectal". Lancet 375 (9719), 1030-47.

5 9.Steel M, Thompson A, Clayton J. (1991): Genetic aspects of breast

cancer. Br Med Bull, 47: 504-518.

60. Eeles RA. (1999). Screening for hereditary cancer and genetic testing, epitomized by breast cancer. Eur J Cancer, 35, 1954-62.

61. Rebbeck TR, Wang Y, Kantoff PW, Krithivas K, Neuhausen SL. et al. (2001). Modification of BRCA1- and BRCA2-associated breast cancer risk by AIB1 genotype and reproductive history. Cancer Res, 61,5420-4.

62. Croce CM. (2008). "Oncogenes e cancro". N. Engl J Med, 358 (5), 502-11.

63. Knudson AG.(2001). "Two genetic hits (more or less) to cancer "Nature. Reviews Cancer, 1 (2), 157-62.

64. Nelson DA, Tan TT, Rabson AB, Anderson D, Degenhardt K, White E (2004). "A hipóxia e a apoptose defeituosa conduzem à instabilidade genómica e à tumorigénese". Genes & Development, 18 (17), 2095-107.

65. Baylin SB & Ohm JE. (2006). "Epigenetic gene silencing in cancer - a mechanism for early oncogenic pathway addiction?". Nature Reviews Cancer, 6 (2),107-16.

66. Andrew P, Feinberg , Benjamin T. (2004).The history of cancer epigenetics, NATURE REVIEWS CANCER, (4),143-53.

6 7.Schnekenburger M & Diederich M. (2012). "A epigenética oferece novos horizontes para a prevenção do cancro colorrectal". Current Colorectal Cancer Reports, 8 (1),66-81.

68. Sociedade Americana do Cancro (ACS) (2010). O custo económico global do cancro. LiveStrong e American Cancer Society.

69. Bernard PS & Wittwer CT.(2002). Tecnologia de PCR em tempo real para o diagnóstico do cancro Clinical Chemistry,48:8: 1178-85.

70. Josephine M (2012): Diagnóstico e tratamento do cancro: An Overview for the General Practitioner . Primary Care at a Glance - Hot Topics and New

Insights Editado pelo Dr. Oreste Capelli.

71. García-Peñín A. (1990). Biopsia em Cirurgia Bucal. In: Donado M (eds). Cirugía Bucal.patología y técnica. Madrid, Masson,p: 119-31.

72. Peñarrocha M & Biopsias BA. (2000). In: Peñarrocha M (eds). Cirugía Bucal. Valencia: Promolibro, P: 87-97.

73. Gandolfo S, Carbone M, Carrozzo M, Scamuzzi S. (1993). Técnicas de biopsia em oncologia oral: biopsia excisional ou incisional? Uma revisão crítica da literatura e a contribuição pessoal dos autores. Minerva Stomatol,42(3),69-75.

74. Pifarré S. (1993). Patologia cirúrgica oral e maxilofacial. Barcelona: Jims, p: 235-98.

75. Us KrasovecM   . (2001). BIÓPSIA ASPIRATIVA EM ONCOLOGIA. Onkologija, 5,11-2.

76. Papparaskeva K, Nagel H, Droese M. (2000). Diagnóstico citológico do carcinoma medular da glândula tiroide. Dyagn Cytopathol,22,351-8.

77. Kline TS & Neal HS (1987). Needle aspiration biopsy: a critical appraisal. JAMA,239, 36-9.

78. Us Krasovec M, Golouh R, Auesperg M, Pogacnik A. (1992). Danos nos tecidos após uma biopsia por aspiração com agulha fina. Ata Cytol , 36, 456-60.

79. Bragg, DJ, Rubin, P, Hricak, H. (2002).Oncologic imaging. 2nd ed. Philadelphia: WB Saunders.

80. Azar, D., Donaldson,C , Dalla-Pozza L.(2003). "Questioning the Need for Routine Bone Marrow Aspiration and Lumbar Puncture in Patients with Retinoblastoma" [Questionando a necessidade de aspiração de rotina da medula óssea e punção lombar em pacientes com retinoblastoma]. Clinical and Experimental Ophthalmology, 31, 57-60.

81. Sociedade Americana do Cancro (ACS)(2015): Endoscopia. Última revisão: 23/02/2015.

82. Jaenisch R & Bird A.(2003).Epigenetic regulation of gene expression: how the genome integrates intrinsic and environmental signals. Nature Genet,33, 245-54.

83. Weinberg RA. (1996). How cancer arises. Sci. Am,275,62-70.

84. Boultwood J & Fidler C (Eds.) (2002), Molecular analysis of cancer. Springer Science & Business Media.

85. Joshi, M & Deshpande JD.(2010).REACÇÃO EM CADEIA DE POLIMERASE: MÉTODOS, PRINCÍPIOS E APLICAÇÃO. IJBR, 1 (5),81-97 .

86. Min T & Swansbury J.(2003).Estudos citogenéticos utilizando FISH: antecedentes. Methods Mol Biol,220,173-191.

87. Teixeira MR. (2002). Análise citogenética clássica e molecular combinada do cancro. Eur J Cancer,38,1580-4.

8 8.Schrock E, du Manoir S, Veldman T, Schoell B, Wienberg J,et al.(1996). Multicolor spectral karyotyping of human chromosomes. Science, 273,494-7.

89. PusztaiL, Ayers M, Stec J, Hortobagyi GN. (2003). Aplicação clínica de microarrays de cDNA em oncologia. Oncologist,8,252-8.

90. Emole, J (2012). Diagnóstico e tratamento do cancro: Uma visão geral para o médico de clínica geral. Editora INTECH de acesso livre.

91. Jagirdar J(2008). Application of immunohistochemistry to the diagnosis of primary and metastatic carcinoma to the lung. Archives of pathology & laboratory medicine, 132(3), 384-96.

92. Ehman R.L, Hendee WR, Welch M J, Dunnick NR, Bresolin, LB, et al.(2007). Blueprint for Imaging in Biomedical Research 1. Radiologia,

244(1), 12-27.

93. Hillman BJ (2006). Introdução à edição especial sobre imagiologia médica em oncologia. Jornal de Oncologia Clínica, 24 (20),3223-4

9 4.Smith JJ, Sorensen AG, Thrall, JH (2003). Biomarkers in imaging: realizing radiology's future. Radiology, 227 (3),633-8.

95. Zhi H, Ou B, Luo BM, Feng X, Wen YL, & Yang HY (2007). Comparação da elastografia por ultrassom, mamografia e ultrassonografia no diagnóstico de lesões sólidas da mama. Jornal de ultrassom em medicina, 26(6), 807-15.

96. Muirl C & Percy C (1991). Capítulo 7: Classificação e codificação de neoplasias In: Registo de Cancro: Principles and Methods. Jensen O, Parkin D, MacLennan R, Muir C, Skeet R: Publicação Científica da IARC nº 95. Lyon.

97. Saúde Hoje (2013). Classificação do cancro, sexta-feira, 27 de setembro de 2013.

9 8.Shambaugh EM (ed)(1994). Secção de Estatísticas do Cancro, Instituto Nacional do Cancro. MANUAL AUTO-INSTRUTIVO PARA REGISTOS DE TUMORES Livro 2 - Caraterísticas do cancro e seleção de casos Terceira edição.

99. Lemoine, Kirkham N, Nicholas R (2001). Progress in pathology. London: Greenwich Medical Media. P:52.

100. William DT, Elisabeth B, Muller-Hermelink, Konrad H; ...... eds. (2004). Patologia e Genética dos Tumores do Pulmão, Pleura, Timo e Coração (PDF). Classificação de Tumores da Organização Mundial de Saúde. Lyon: IARC Press. Recuperado em 27 de janeiro de 2014.

101. Claudette GV (2004): A cancer source book for nurses. Boston: Jones and Bartlett Publishers, p: 229.

102. Kim H, Hendrickson MR , Dorfman R F (1977): Composite lymphoma.

Cancro, 40(3), 959-76.

103. Sociedade Americana do Cancro (2016). Factos e números sobre o cancro . Atlanta, Geórgia.

104. Cancer Research UK (2014). Types of cancer, 28 de outubro de 2014.

105. Brown D, Edwards H, Seaton L, Lewis's BT.(2015). Enfermagem Médico-Cirúrgica: Assessment and Management of Clinical Problem, 4th ed., Elsevier Health Sciences, PP:230.

106. Comité Conjunto Americano do Cancro (AJCC)(2016). O que é o estadiamento do cancro?

107. Cancer Net (2015). Estádios do cancro. Aprovado pelo Conselho Editorial da Cancer Net, 09/2015

108. Sociedade Americana do Cancro (ACS)(2008).Factos e números sobre o cancro 2008. 2008, American Cancer Society: Atlanta, GA

109. Lozano R, Mohsen N, Foreman K, Lim S, Shibuya K, et al.(2012). "Mortalidade global e regional por 235 causas de morte para 20 grupos etários em 1990 e 2010: uma análise sistemática para o Global Burden of Disease Study 2010". Lancet 380 (9859), 2095-128.

110. Jemal A, Bray F, Center MM, Ferlay J, Ward E, Forman, D (2011). "Estatísticas globais do cancro". CA: uma revista sobre cancro para clínicos, 61 (2), 6990.

111. Ferlay J, Parki DM, Steliarova-Foucher E(2008). Estimativas da incidência e da mortalidade por cancro na Europa em 2008. Eur J Cancer, 46(4): p:765-81.

112. IARC (2014). Ficha informativa mundial sobre o cancro. © Direitos de autor da Cancer Research UK 2014.

114.WHO(2002). National cancer control programs: policies and managerial guidelines (2nd edition), Genebra.

CAPÍTULO 2

O papel dos hidratos de carbono na etiologia, no metabolismo e no tratamento do cancro

Adel Abdel-Moneim

Rania Amgad

Departamento de Zoologia, Faculdade de Ciências, Universidade de Beni-Suef, Beni-Suef, Egito.

Resumo

As células cancerosas podem reconfigurar o metabolismo celular para satisfazer as suas necessidades de crescimento e proliferação. A alteração do metabolismo tumoral é agora uma caraterística geralmente considerada do cancro. As células cancerosas são altamente dependentes da glicose como substrato para a produção de energia. Apesar da abundância de oxigénio (efeito Warburg), que demonstra um aumento da glicólise mesmo na presença de oxigénio, os factores genéticos, como os oncogenes e os supressores tumorais, e os factores microambientais, como a hipoxia espacial e a acidose, podem regular o metabolismo glicolítico das células cancerosas. Estudos bioquímicos e moleculares sugerem vários mecanismos possíveis pelos quais esta alteração metabólica pode evoluir durante o desenvolvimento do cancro. Tem sido levantada a hipótese de que a intervenção no metabolismo da glicose pode constituir um mecanismo seletivo para matar as células cancerosas. Nos últimos anos, registaram-se progressos significativos na compreensão dos mecanismos metabólicos do cancro e das suas potenciais implicações terapêuticas. Além disso, uma melhor compreensão do metabolismo tumoral pode permitir o desenvolvimento e a otimização de estratégias terapêuticas que visem a progressão do tumor. Este capítulo resumiu o papel dos hidratos de carbono na iniciação, desenvolvimento, prevenção e tratamento do cancro e as alterações do metabolismo dos hidratos de carbono nas células cancerígenas.

Kay Ward: cancro, metabolismo dos hidratos de carbono, diabetes, glicólise nas células cancerosas, tratamento do cancro.

Introdução

O cancro é um importante problema de saúde pública tanto nos países desenvolvidos como nos países em desenvolvimento. O cancro pode ser definido como uma doença em que um grupo de células anormais cresce de forma incontrolável, desrespeitando as regras normais da divisão celular [1]. O cancro é um processo com várias etapas durante o qual as células sofrem profundas alterações metabólicas e comportamentais, levando-as a proliferar de forma excessiva e intempestiva, a escapar à vigilância do sistema imunitário e, por fim, a invadir tecidos distantes para formar metástases. Estas alterações surgem através da acumulação de modificações nos programas genéticos que controlam a proliferação e o tempo de vida das células, as relações com as células vizinhas e a capacidade de escapar ao sistema imunitário[2]. Em 2012, estimava-se que existiam 10,9 milhões de novos casos, 6,7 milhões de mortes e 24,6 milhões de pessoas a viver com cancro em todo o mundo [3]. O cancro é causado por alterações em determinados genes que alteram o funcionamento das nossas células. Algumas destas alterações genéticas ocorrem naturalmente quando o ADN é replicado durante o processo de divisão celular, mas outras são o resultado de exposições ambientais que danificam o ADN. O papel da alimentação na etiologia do cancro foi sugerido, em parte, devido à grande variação internacional das taxas de cancro e pode ser atribuído às propriedades antioxidantes de determinados nutrientes, à sua influência na resposta inflamatória e imunitária, à progressão das células através do ciclo celular e à reparação do ADN, às mutações do ADN, aos aductos do ADN, à desintoxicação metabólica, à estimulação dos factores de crescimento e à potencial influência antiestrogénica de alguns nutrientes[5].

As células cancerosas utilizam preferencialmente a glicólise, em vez da fosforilação oxidativa, para o metabolismo, mesmo na presença de oxigénio. Este fenómeno de glicólise aeróbica, designado por "efeito Warburg", existe habitualmente numa variedade de tumores [6]. A glicólise gera duas moléculas de ácido lático e duas moléculas de ATP a partir de cada molécula de glucose. Comparativamente, a fosforilação oxidativa gera cerca de 30 moléculas de ATP a partir de cada molécula de glucose. Em termos de eficiência energética, as células tumorais deveriam depender menos da glicólise e utilizar preferencialmente a fosforilação oxidativa. No entanto, não é isso que acontece. O fenótipo glicolítico é, no entanto, um passo necessário e crítico para as células tumorais se adaptarem e sobreviverem sob stress hipóxico. Essa adaptação é uma conversão hereditária e ocorre novamente em regiões não hipóxicas do tumor [7]. Esta revisão teve como objetivo resumir o papel dos hidratos de carbono na iniciação, desenvolvimento, prevenção e tratamento do cancro e as alterações metabólicas dos hidratos de carbono nas células cancerígenas.

Metabolismo dos hidratos de carbono nas células cancerígenas

Ciclo da célula cancerígena

No início da década de 1920, Otto Warburg observou que as células cancerosas eram altamente fermentativas. Ele levantou a hipótese de que isso se devia a uma lesão metabólica [8]. O paradigma fundamental resultante dos estudos de Warburg era que, em contraste com as células normais, os tumores de proliferação rápida metabolizavam a glicose em lactato em condições aeróbias, apesar de este processo ser muito menos eficiente (cerca de 18 vezes) em termos de produção líquida de ATP por molécula de glicose [9]. Warburg observou que o tecido tumoral convertia grandes quantidades de glicose em lactato, mesmo na presença de oxigénio (glicólise aeróbica), um fenótipo metabólico agora designado por efeito Warburg. Isto significava um forte contraste com o tecido normal, que era conhecido por exibir o efeito

Pasteur, ou seja, uma diminuição da absorção de glucose e a inibição da produção de lactato em condições aeróbicas. Hoje em dia, o efeito Warburg é uma caraterística estabelecida do cancro, ou seja, uma capacidade patológica comum à maioria das células cancerosas [10]. A hipótese de que o suporte do tumor aumenta o gasto de energia e resulta num balanço energético negativo cumulativo e numa perda de peso progressiva tem sido exaustivamente investigada, existindo atualmente um conjunto substancial de provas de apoio [11]. As observações iniciais de Warburg levaram-no a formular a hipótese de que o cancro ocorre por lesão mitocondrial, seguida de um aumento da glicólise que converte células diferenciadas em células cancerosas em proliferação [12].

Papel dos hidratos de carbono no início do cancro

Recentemente, foram efectuadas investigações que permitiram esclarecer a forma como o "efeito Warburg" pode ocorrer. Está a tornar-se evidente que tanto os factores genéticos como os ambientais contribuem para o "efeito Warburg" observado nas células tumorais (figura 1). Descobriu-se que certos oncogenes e supressores tumorais podem regular diretamente o metabolismo das células tumorais. Estudos seminais sobre o *c-Myconcogene* demonstraram que o c-Myc pode aumentar a expressão de genes envolvidos na glicólise, como o lactato desidrogenase A (*LDH-A*) e o transportador de glicose 1 (GLUT1), e estimular o metabolismo glicolítico das células cancerosas [13]. O metabolismo glicolítico promove a proliferação das células cancerosas, mas também as protege da morte celular. Um aumento da taxa glicolítica torna as células cancerosas mais resistentes à apoptose induzida pela retirada do fator de crescimento. Por exemplo, foi demonstrado em células leucémicas que a expressão excessiva de hexoquinase 1 e GLUT1 era suficiente para proteger contra a retirada de IL-3 [14].

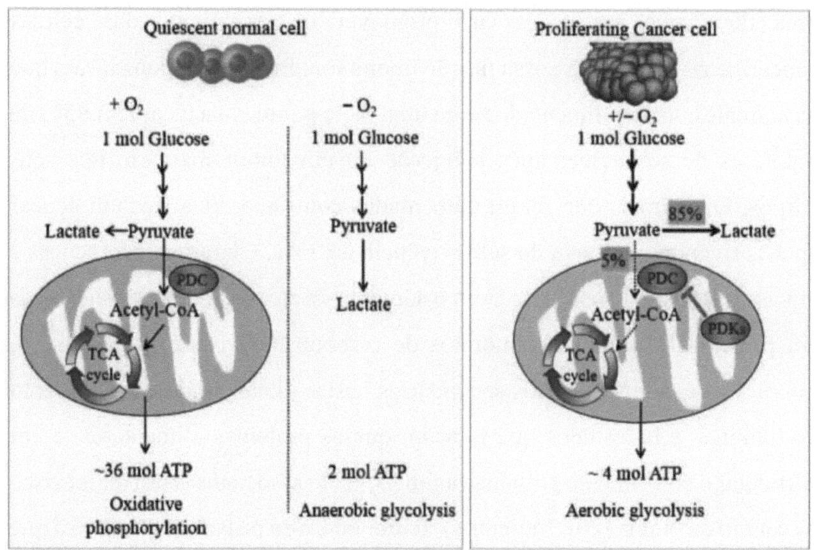

Figura 1: Comparação entre a via dos hidratos de carbono das células normais e das células cancerosas [15].

Os estudos bioquímicos da carcinogénese indicaram um papel importante dos danos oxidativos metabólicos no ADN, que é equilibrado por processos elaborados de defesa e reparação. A taxa de divisão celular, que é influenciada por hormonas, crescimento, morte celular e inflamação, é também fundamental, uma vez que determina a probabilidade de conversão das lesões do ADN em mutações [16]. O reconhecimento inicial de que as células cancerosas apresentam caraterísticas metabólicas atípicas pode ser atribuído ao trabalho pioneiro de Otto Warburg na primeira metade do século XX [17]. O açúcar aumenta a ingestão de calorias sem fornecer nenhum dos nutrientes que reduzem o risco de cancro. Ao promover a obesidade, um consumo elevado de açúcar pode aumentar indiretamente o risco de cancro. O açúcar branco (refinado) não é diferente do açúcar mascavado (não refinado) ou do mel no que diz respeito aos seus efeitos no peso corporal ou nos níveis de insulina [18]. O cancro vive bem num ambiente açucarado e utiliza o açúcar como forma de combustível em vez do oxigénio. Como tal, uma dieta rica em açúcar irá promover o crescimento das células cancerígenas e reduzir a nossa função imunitária. Estudos demonstraram que os animais que são alimentados com uma dieta pobre em açúcar têm 95% de hipóteses de sobreviver após a injeção de um tumor mamário nos seus corpos. Os animais que foram alimentados com uma dieta rica em açúcar apenas tiveram uma taxa de sobrevivência de 33%. Claramente, o açúcar é um assassino silencioso [19]. Com o aumento da atenção dada às dietas ricas em proteínas e pobres em hidratos de carbono para controlo do peso, é importante avaliar os efeitos secundários destas dietas no desenvolvimento de tumores, e há estudos que indicam que as proteínas alimentares, e em particular o consumo de proteínas animais, estão associadas a um maior risco de cancro da mama [20]. Entretanto, acumularam-se provas que sugerem que a redução sistemática da quantidade de hidratos de carbono na dieta poderia suprimir ou atrasar o aparecimento de cancro. Esta hipótese é apoiada pela associação entre as doenças crónicas modernas, como a síndrome metabólica, e o risco de desenvolver ou morrer de cancro[21]. Os tecidos tumorais metabolizam aproximadamente dez vezes mais glicose em lactato num determinado período de tempo do que os tecidos normais, um fenómeno conhecido como efeito Warburg. No entanto, pensa-se muitas vezes erradamente que este aumento da glicólise aeróbica nas células cancerosas ocorre em vez da respiração mitocondrial e tem sido mal interpretado como prova de danos na respiração em vez de danos na regulação da glicólise. De facto, muitos cancros apresentam o efeito Warburg, embora mantenham a respiração mitocondrial. Em conjunto, o aumento do fluxo e do metabolismo da glicose promove várias caraterísticas do cancro, como a sinalização excessiva e anti-apoptótica, a progressão do ciclo celular e a angiogénese. Assim, com a génese progressiva do tumor, as células cancerosas tornam-se cada vez mais "viciadas" na glicólise aeróbica[23].

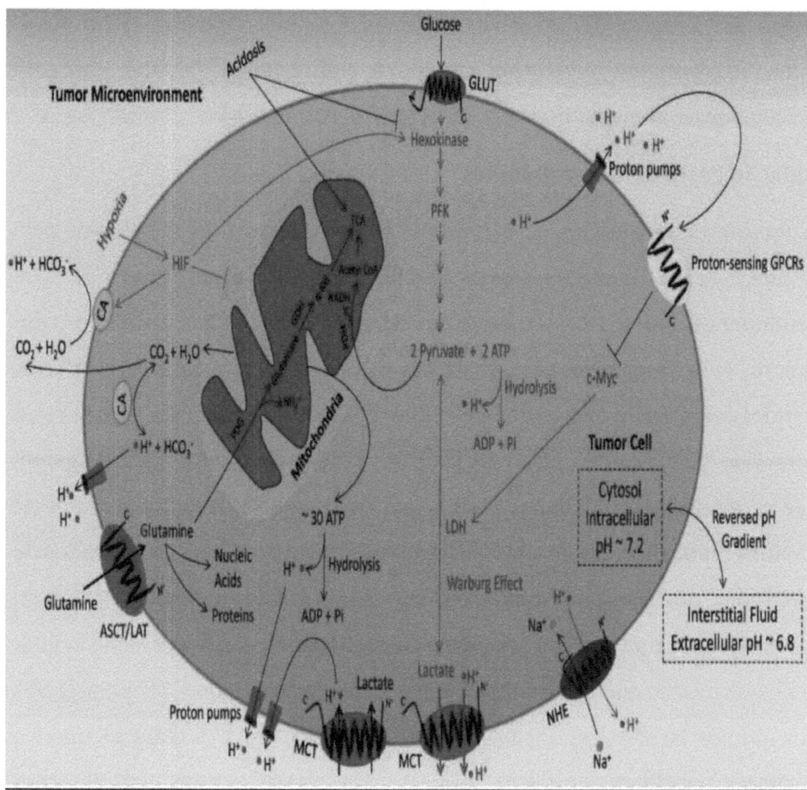

Figura 2: As interações complexas entre o metabolismo das células cancerosas e o microambiente tumoral. As células cancerígenas apresentam um aumento da glicólise mesmo na presença de oxigénio (efeito Warburg) e, em condições de hipoxia, a glicólise pode ser ainda mais estimulada (a vermelho)[22].

O microambiente tumoral desempenha um papel crucial na transição das lesões pré-cancerosas para a carcinogénese, exercendo uma pressão adaptativa que seleciona as células para a sua expansão clonal [24] (figura 2). Atualmente, acumulam-se provas de que os hidratos de carbono da dieta, a carga glicémica e a hiperinsulinemia estão associados a um maior risco de cancro [25]. Foi relatado que níveis mais elevados de insulina circulante e pós-prandial aumentam a proliferação celular e o desenvolvimento tumoral [26] através da regulação positiva da via de sinalização PI3K/Akt, que está implicada na promoção do cancro da mama e na tumorigénese. Além disso, a insulina estimula os ovários a produzir androgénios [27], que têm sido associados ao aumento do risco de cancro da mama [28].

Relação entre cancro e diabetes

A ligação entre hidratos de carbono (CHO) e cancro foi estabelecida pela primeira vez no início da década de 1920, quando foi detectada pouca ou nenhuma glicose (CHO) nas amostras de urina de pacientes diabéticos com cancro, em comparação com pacientes diabéticos sem cancro [29]. Vários estudos sugeriram que a diabetes tipo I não está associada a um risco acrescido de cancro do pâncreas [3o]. As provas epidemiológicas sugerem que as pessoas com diabetes correm um risco significativamente maior de contrair muitas formas de cancro. Postula-se que estes níveis aumentados de esteróides, que são sequestrados e sintetizados no tecido adiposo, distorcem o equilíbrio normal entre a apoptose e a proliferação e diferenciação celular [31], que relatou que a mortalidade por cancro aumentou de 4,7% para 21,9% nos últimos 10 anos em doentes com diabetes na Coreia. A diabetes tipo 2 e o cancro partilham muitos factores de risco, mas as potenciais ligações biológicas entre as duas doenças não são ainda bem conhecidas [32]. O cancro e a diabetes partilham uma série de factores de risco, como a hiperglicemia, a hiperinsulinemia e a dislipidemia [33] (figura 3).

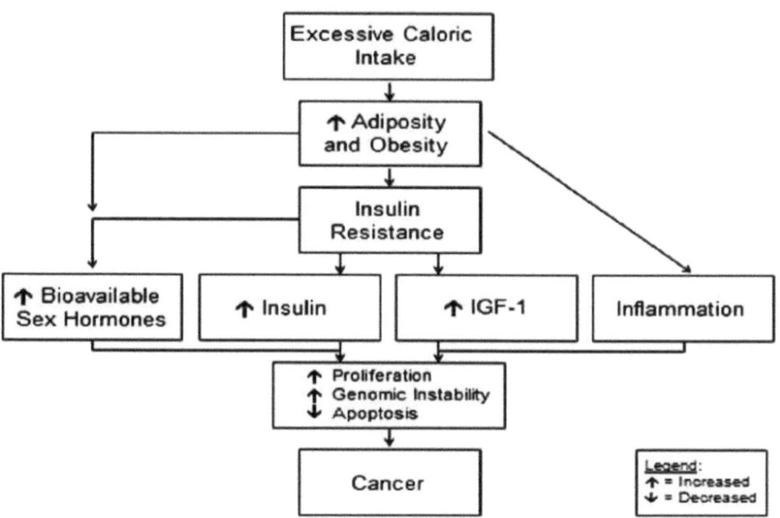

Figura (3): Mecanismos biológicos que ligam a resistência à insulina ao desenvolvimento do cancro. IGF-1 = fator de crescimento semelhante à insulina-1 [34].

A diabetes tipo 2 é caracterizada por resistência à insulina e hiperinsulinemia. No entanto, a hiper-insulinemia pode levar ao cancro através do efeito da insulina no seu recetor e no sistema do fator de crescimento semelhante à insulina[35]. Assim, os estudos epidemiológicos indicam claramente que o risco de vários tipos de cancro (incluindo o do pâncreas, fígado, mama, colorrectal, vias urinárias e órgãos reprodutores femininos) está aumentado nos doentes diabéticos. A hiperinsulinemia favorece muito provavelmente o cancro nos doentes diabéticos, uma vez que a insulina é um fator de crescimento com efeitos metabólicos mas também mitogénicos, e a sua ação nas células malignas é favorecida por mecanismos que actuam tanto ao nível do recetor como do pós-recetor. A obesidade, a hiperglicemia e o aumento do stress oxidativo podem também contribuir para o aumento do risco de cancro na diabetes. [Além disso, a diabetes tipo 2 inclui inicialmente hiperglicemia e hiperinsulinemia que geralmente coexistem durante anos, embora a diabetes tipo 2 aumente o risco de muitos cancros, a maioria dos estudos associa a diabetes a uma diminuição do risco de cancro da próstata [33]. Com a resistência à insulina, as células são menos reactivas à insulina, pelo que o pâncreas precisa de produzir mais insulina para manter os níveis normais de glicose no sangue, o que resulta em níveis sanguíneos mais elevados de insulina. A insulina é uma hormona que provoca o crescimento celular, para além de promover o crescimento celular. Os níveis elevados de insulina no sangue podem ter impacto noutros factores que criam um ambiente mais propício ao cancro [37]. Considerando as interações entre a diabetes, os tratamentos da diabetes e o cancro, é importante não ignorar a glicose como um mediador potencialmente relevante [38]. Além disso, cerca de 80% dos doentes com cancro pancreático têm intolerância à glicose ou diabetes franca [39]. Além disso, alguns estudos epidemiológicos, mas não todos, sugeriram que a diabetes aumenta significativamente a mortalidade em doentes com cancro [40].

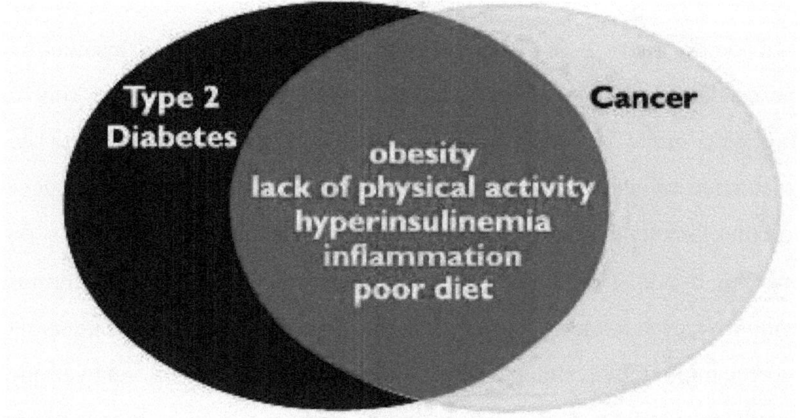

Figura (4): Relação entre cancro e diabetes [41].

Hidratos de carbono na proliferação de células cancerosas

O ressurgimento do interesse pelo metabolismo do cancro associou as alterações na regulação e exploração das vias metabólicas a um fenótipo anabólico que aumenta a produção de biomassa para a replicação de novas células filhas. Para apoiar o aumento da taxa metabólica das células cancerosas, é necessário um aumento coordenado do fornecimento de nutrientes, como a glucose e os micronutrientes que funcionam como cofactores enzimáticos [42]. É provável que a indução da invasividade envolva alterações tanto na superfície celular como nos níveis de factores segregados. Por conseguinte, é provável que tanto as proteínas de superfície como os glicanos que lhes estão associados, os hidratos de carbono complexos ligados à maioria das proteínas de superfície e secretadas, regulem a invasividade das células cancerosas. De facto, foi proposto que as alterações nos N-glicanos têm um impacto importante na progressão do cancro [43].

As células cancerosas são metabolicamente muito activas e necessitam de grandes quantidades de nutrientes. Os vasos sanguíneos são vitais para a sua sobrevivência, uma vez que não só fornecem oxigénio e nutrientes, como também removem os resíduos metabólicos. Os tumores estimulam excessivamente o crescimento dos vasos sanguíneos para satisfazer as suas necessidades metabólicas. Assim, uma melhor compreensão da forma como os vasos sanguíneos nutrem os tumores pode oferecer novas oportunidades terapêuticas para prevenir ou inverter a progressão do tumor [44]. A ligação entre o cancro e a alteração do metabolismo não é nova, uma vez que muitas observações feitas durante o período inicial da investigação sobre a biologia do cancro identificaram as alterações metabólicas como uma caraterística comum dos tecidos cancerosos (como o efeito Warburg) [12]. A conversão do piruvato em acetil-CoA ocorre através de uma série de reacções mediadas pela enzima piruvato desidrogenase (PDH) [45]. Nas células normais, a PDH está ativa, permitindo que as células mantenham o metabolismo oxidativo para produzir ATP e outros componentes necessários à sobrevivência e proliferação celular [46].

As células cancerosas produzem ATP através da glicólise aeróbica (efeito Warburg) durante algum ou todo o tempo [47]. Esta impressão digital metabólica já é explorada clinicamente para diagnosticar o cancro utilizando o análogo de glucose marcado com rádio - 18 fluoro-desoxiglucose (FDG) na tomografia por emissão de positrões [48]. As células cancerosas que utilizam a glicólise aeróbica têm taxas de captação de glicose mais elevadas do que as células circundantes não transformadas que utilizam a respiração aeróbica. A grande maioria dos tumores metastáticos são altamente glicolíticos (>90%) [49]. A ativação dos receptores de factores de crescimento estimula alterações na sinalização intracelular que, por sua vez, modificam as vias metabólicas de apoio ao crescimento proliferativo. As células cancerosas caracterizam-se por taxas glicolíticas elevadas para apoiar a regeneração de energia e o metabolismo anabólico, juntamente com a expressão da isoenzima M2 da piruvato quinase (PKM2). Esta última catalisa o último passo da glicólise e reprograma o fluxo glicolítico para alimentar as exigências metabólicas especiais das células em proliferação [50].

Na fase inicial da carcinogénese, a proliferação celular descontrolada afasta as células tumorais dos vasos sanguíneos e, por conseguinte, do fornecimento de oxigénio e nutrientes. A única forma de o oxigénio e a glicose chegarem às células internas de um tumor não vascularizado é por difusão através da membrana basal e das camadas periféricas das células tumorais[51]. A glicólise aeróbica ou o efeito Warburg associa a elevada taxa de fermentação da glicose ao cancro. Juntamente com a glutamina, a glicose, através da glicólise, fornece os esqueletos de carbono, NADPH e ATP para construir novas células cancerígenas, que persistem em hipoxia que, por sua vez, reconfigura as vias metabólicas para o crescimento e a sobrevivência das células. A ingestão excessiva de calorias está associada a um risco acrescido de cancro [52]. A transformação de células normais em células cancerosas envolve uma mudança metabólica irreversível de longa duração para a ativação do transporte e utilização da glucose, para além da supressão da respiração mitocondrial [53]. Se a função da maquinaria respiratória for normal, a atividade glicolítica será regulada através de diferentes vias para manter um equilíbrio de energia [54]. A glicose é transportada para o interior das células por transportadores facilitadores e, em seguida, é retida intracelularmente pela fosforilação da glicose [55].

Metabolismo do glicogénio

Foi demonstrado que as células cancerosas sequestram e metabolizam o glicogénio em resposta ao stress hipóxico, a fim de manter a capacidade de proliferação [56] . As células endoteliais (CE) também podem acumular glicogénio derivado da glicose ou empurrar a glicose através da via de síntese do glicogénio, mas o seu papel na função das CE é desconhecido. As reservas de glicogénio estão esgotadas nas CE em condições de baixo teor de glicose, mas mantêm-se em hipoxia. Assim, as CE podem utilizar o glicogénio como fonte de energia de reserva, talvez quando navegam para regiões de tecidos pobres em glucose. A inibição do metabolismo do glicogénio também reduz a viabilidade e a migração das CE [57]. Os estudos sobre o metabolismo do glicogénio também apoiam um papel fundamental do fator induzido pela hipóxia (HIF) nas vias metabólicas biossintéticas que são reguladas por corantes no cancro. O aumento do armazenamento de glicogénio é uma caraterística comum das células cancerosas, que, juntamente com a deposição de lípidos, contribui para o fenótipo de células claras em alguns tumores. Tal como acontece com a glicólise, as enzimas que catalisam várias etapas da biossíntese do glicogénio foram identificadas como genes-alvo do HIF, incluindo a fosfoglucomutase 1 (a primeira enzima da via), a UDP-glicose pirofosforilase 2 (que forma UDP-glicose, o precursor direto do glicogénio), a glicogénio sintase e a glucana (1,4-alfa-), enzima de ramificação 1 [58].

Metabolismo do acetato em células cancerígenas

As células cancerosas, incluindo as células do glioblastoma (GBM), também absorvem avidamente o acetato, utilizando-o como substrato bioenergético e para a biossíntese macromolecular e a modificação das histonas [59]. Os estudos que examinaram os nutrientes utilizados pelas células cancerosas centraram-se na contribuição da glucose e do carbono da glutamina para a biossíntese, mas a importância de outros combustíveis metabólicos está a tornar-se evidente. A marcação de unidades de dois carbonos em lípidos recentemente sintetizados tem sido utilizada para inferir os nutrientes que contribuem para os reservatórios de acetil-CoA nas células. Sabe-se que o carbono derivado da glicose e da glutamina contribui largamente para a biossíntese de novo de lípidos e, nesta edição, Kamphorst et al. descobriram que o acetato extracelular também pode contribuir substancialmente para este processo [60].

Propriedades do ambiente tumoral

Microambiente caracterizado por hipoxia

A hipóxia é a baixa concentração de oxigénio nos tumores sólidos, em resultado da formação anormal de vasos sanguíneos, da perfusão sanguínea deficiente e da proliferação ilimitada de células cancerígenas. À medida que o crescimento do tumor ultrapassa o ritmo da vasculatura adequada, o fornecimento de oxigénio e nutrientes torna-se insuficiente. A progressão da hipóxia ao longo do tempo é uma consequência do aumento do consumo de oxigénio pelas células cancerígenas em proliferação anormal, que também produzem um ambiente ácido [61].

A resposta à hipoxia é a mais bem estudada das respostas ao stress das células tumorais, devido aos efeitos bem conhecidos da hipoxia na resistência aos rádios tumorais e nas metástases. Consequentemente, a hipóxia tumoral é um fator de mau prognóstico numa série de doenças malignas [62]. Várias vias moleculares que influenciam o metabolismo celular são alteradas sob hipoxia. Como descrito acima, a hipóxia altera a transcrição através da estabilização do HIF, que aumenta a glicólise e diminui a respiração mitocondrial [63]. A hipóxia é ainda mais exacerbada pela proliferação rápida e descontrolada de células tumorais. medida que o limite de difusão do oxigénio é atingido e a pressão parcial de oxigénio, pO2, desce para zero, as células têm de se adaptar e recorrer a meios alternativos para adquirir energia nesta situação de hipóxia [64]. A hipóxia pode ocorrer secundariamente à necrose ou à neovascularização aberrante, resultando numa perfusão deficiente. As células adaptam-se às alterações na disponibilidade de O2 alterando a expressão genética de enzimas metabólicas cruciais para contrariar as alterações na disponibilidade de nutrientes e no estado redox[65].

Relação entre a hipoxia e o metabolismo do cancro:-

Várias vias moleculares que influenciam o metabolismo celular são alteradas sob hipóxia. A hipóxia altera a transcrição através da estabilização do fator induzido pela hipóxia (HIF), que aumenta a capacidade glicolítica e diminui a respiração mitocondrial [54]. Uma molécula crucial envolvida na adaptação à hipóxia é o HIF-1. Além disso, o HIF-1 é um fator de transcrição apleitrópico que regula os genes envolvidos na mudança metabólica induzida pela hipoxia, na regulação do pH do tumor e na angiogénese. A elevada taxa glicolítica caraterística dos tumores sólidos hipóxicos deve-se, em parte, ao grande aumento da expressão da hexoquinase II (HK II)[66]. As alterações genéticas nos genomas nuclear e mitocondrial das células cancerosas estão associadas a alterações do metabolismo do cancro. No entanto, estas alterações autónomas são moduladas pelo ambiente da célula cancerosa, caracterizado por uma má perfusão sanguínea, hipóxia e limitações nutricionais. A hipoxia induz HIF-1 ou HIF-2, que por sua vez ativa um programa de transcrição que altera o perfil metabólico das células cancerosas [67].

A conversão da glicose em lactato, que pode ocorrer em células normais hipóxicas, persiste nos tecidos cancerosos apesar da presença de oxigénio que normalmente inibiria a glicólise através de um processo denominado efeito Pasteur. Sabemos agora que a glicólise aeróbica sustentada (diminuição do efeito Pasteur) em certas células cancerosas está ligada à ativação de oncogenes ou à perda de supressores tumorais [68]. A glicólise permite a produção contínua de ATP sem a necessidade de fosforilação oxidativa dependente de O2, pelo que é

uma via importante em condições de hipoxia. Os intermediários metabólicos da via glicolítica também podem ser canalizados para a biossíntese macromolecular para um crescimento contínuo [69].

Microambiente caracterizado por acidose.

Os tumores criam um microambiente ácido heterogéneo que favorece o seu crescimento e que deve ser tido em conta na conceção dos medicamentos e da sua administração. Além disso, o próprio pH extracelular ácido (pHe) é explorado em várias técnicas experimentais de administração de medicamentos [69]. As células normais, que não dispõem de um mecanismo de adaptação à acidose extracelular (como uma mutação da p53), são incapazes de sobreviver nestas condições, enquanto as populações tumorais continuam a proliferar. Além disso, a própria acidose pode ser mutagénica e clastogénica [70]. Embora o pH intracelular das células nos tecidos saudáveis e nos tumores seja semelhante, os tumores apresentam um pH extracelular mais baixo do que os tecidos normais. Assim, embora o pH do tumor possa variar consoante a área do tumor, o pH extracelular médio do tumor situa-se entre 6,0 e 7,0, ao passo que nos tecidos normais e no sangue, o pH extracelular é de cerca de 7,4 [71]. Os estudos sobre o impacto da acidose metabólica clínica nos sistemas biológicos podem ainda ser informativos para a compreensão dos efeitos da acidose induzida pela dieta, porque examinam a forma como o desequilíbrio ácido-base causa stress fisiológico e influencia as vias moleculares activas nos processos da doença [72]. O stress ácido extracelular em que as células tumorais evoluem e se adaptam é uma consequência da má perfusão sanguínea, da baixa disponibilidade de oxigénio, do aumento do metabolismo da glicose e da produção de ácidos metabólicos, como o ácido lático [73].

Relação entre a acidose e o metabolismo do cancro

As células cancerígenas adquirem um comportamento glicolítico invulgar em relação, em grande parte, ao seu pH alcalino intracelular (pH_i). Este efeito faz parte das alterações metabólicas encontradas na maioria das células cancerosas, se não em todas, para lidar com condições desfavoráveis, principalmente hipóxia e baixo fornecimento de nutrientes, a fim de preservar a sua trajetória evolutiva com a produção de lactato após dez passos de glicólise. Assim, as células cancerosas reprogramam o seu metabolismo celular de forma a obterem uma vantagem evolutiva e termodinâmica [74]. Há provas de que um aumento da taxa de glicólise contribui para a aquisição de resistência a medicamentos químicos pelas células cancerosas, principalmente através da acidificação do microambiente tumoral. As grandes quantidades de lactato segregadas pelas células tumorais, como consequência direta da produção anormal de piruvato, conduzem à acidificação do ambiente tumoral [75]. Além disso, estudos recentes demonstraram que uma família de receptores acoplados à proteína G que detectam protões regula o comportamento das células tumorais, das células imunitárias e dos vasos sanguíneos [76]. Além disso, a glicólise substitui a fosforilação oxidativa para se tornar o principal produtor de ATP. Para manter a electro neutralidade celular durante a libertação de lactatos, as células libertam um protão por cada lactato libertado, a forma aniónica do ácido lático. Isto leva a um aumento da acidez no ambiente extracelular das células cancerosas [77].

Relação entre o metabolismo dos hidratos de carbono, lípidos e proteínas nas células cancerígenas.

Nas células vivas, os processos do metabolismo dos hidratos de carbono, do metabolismo dos lípidos e do metabolismo energético estão intimamente relacionados. Enquanto doença metabólica, o cancro é causado por um metabolismo energético deficiente devido a uma função mitocondrial deficiente, que está associada a lípidos anormais da membrana mitocondrial, especialmente o teor de cardiolipina [78]. Estudos recentes indicaram que as anomalias no metabolismo dos lípidos celulares estão envolvidas tanto na patogénese da síndrome metabólica como em vários tipos de cancro [79]. As dietas ricas em gordura têm sido associadas ao cancro e, em particular, ao cancro da próstata [80] . Um estudo interessante sobre a lipase de mono-acilglicerol (MAGL) mostrou que a expressão desta enzima estava correlacionada com a agressividade do tumor e o fenótipo invasivo. A MAGL actuava através da libertação de ácidos gordos livres e a sua supressão conduzia a uma redução da invasividade e do crescimento tumoral. Curiosamente, a adição exógena de ácidos gordos saturados restaurou a capacidade de migração das células em que a MAGL estava inibida [81]

[80] . Os glicanos (hidratos de carbono) são poli ou oligossacáridos, homo ou heteropolímeros de resíduos de monossacáridos, e parceiros importantes em muitos processos biológicos, incluindo a carcinogénese. A glicosilação aberrante de proteínas e lípidos ocorre frequentemente durante a transformação maligna e conduz à expressão de glicanos específicos do tumor [82]. Os hidratos de carbono são parceiros importantes em muitos processos biológicos, incluindo a carcinogénese. A glicosilação aberrante de proteínas e lípidos ocorre habitualmente durante a transformação maligna e conduz à expressão de glicanos específicos do tumor [82]. As alterações na glicosilação desenvolvem-se muito cedo durante a carcinogénese, antes de serem discerníveis quaisquer alterações destrutivas na proliferação/apoptose ou na diferenciação celular [83] (figura 5).

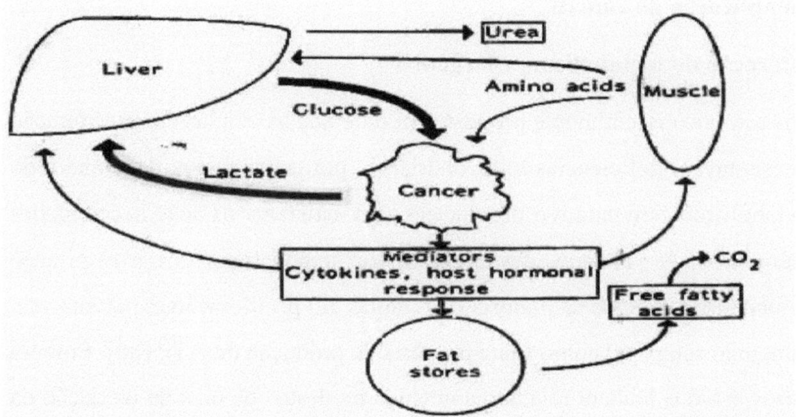

Figura (5): Visão geral das alterações metabólicas propostas associadas ao cancro avançado [84].

Metástases de cancro

A metástase é um processo extraordinariamente complexo. As metástases podem ocorrer quando as células se separam do tumor canceroso e viajam através da corrente sanguínea ou dos vasos linfáticos para outras áreas do corpo (os vasos linfáticos são muito semelhantes aos vasos sanguíneos) [85]. Para colonizar com sucesso um local secundário, uma célula cancerígena tem de completar uma série sequencial de etapas antes de se tornar uma lesão detetável actínica. Estas etapas incluem normalmente a separação do tumor primário, a invasão através dos tecidos circundantes e das membranas basais, a entrada e sobrevivência na circulação, nos linfáticos ou no espaço peritoneal e a paragem num órgão-alvo distante [86]. Foram realizados muitos estudos clínicos para determinar se os doentes com células cancerosas que expressam fortemente os ligandos de hidratos de carbono seriam mais propensos a desenvolver lesões metastáticas. Até à data, foram comunicadas correlações estatisticamente significativas entre o prognóstico pós-operatório dos doentes e o grau de expressão do determinante sialil Lewis[a/x] nos tecidos cancerígenos, no caso dos cancros do cólon, pulmão, mama, estômago, próstata e bexiga[87]

Complicação do cancro

Alteração do metabolismo energético

Um equívoco inicialmente proposto foi o de que as células em proliferação apresentavam deficiências mitocondriais e, por conseguinte, dependiam do metabolismo fermentativo da glucose para satisfazer as suas necessidades energéticas. No entanto, desde então, foi demonstrado que a respiração mitocondrial persiste na maioria das células em proliferação e, por sua vez, mantém o seu papel como fonte primária de produção de ATP [88]. Embora vários estudos tenham relatado aumentos modestos na taxa de oxidação da glicose em doentes com cancro [89]. Uma maior glicólise é boa para a proliferação porque os intermediários glicolíticos são necessários para a biossíntese macromolecular [90]. Eles são necessários para a via da pentose fosfato que produz NADPH, que é necessário para mecanismos anti-oxidantes dependentes de glutationa [91]. A hipótese de que a presença de tumores aumenta o gasto de energia e resulta num balanço energético negativo cumulativo e numa perda de peso progressiva tem sido exaustivamente investigada, existindo atualmente um conjunto substancial de provas de apoio [11]. Existem muitos relatórios que descrevem um aumento da taxa de produção de glicose endógena em doentes com cancro [92]. Quando as células tumorais aumentam a excreção de factores pró-antigénicos, ocorre o "interrutor antigénico", em que a promoção de nova vascularização aumenta o fluxo sanguíneo, a deposição de nutrientes e o subsequente crescimento do tumor [93].

No cancro do pulmão e no cancro gastrointestinal, foram observadas elevações nas taxas de aparecimento de aminoácidos no plasma (degradação das proteínas) e na produção hepática de glicose [94]. Estes processos podem aumentar o gasto de energia e contribuir para o desenvolvimento da caquexia do cancro [95]. A glicólise gera ATP com menor eficiência, mas a um ritmo mais rápido, do que a fosforilação oxidativa [54]. Postula-se que esta taxa mais elevada de produção de ATP é benéfica para as células em rápida proliferação. No entanto, esta não é provavelmente a principal razão pela qual as células em proliferação se envolvem em níveis elevados de glicólise aeróbica, uma vez que vários estudos sugeriram que as mitocôndrias são a principal fonte de ATP celular na maioria das linhas celulares e tecidos cancerígenos [96]. A glicólise ocorre em primeiro lugar para atrofiar o ciclo do ácido cítrico, a glutaminólise ocorre consequentemente para fornecer mais lactato e satisfazer também as necessidades intracelulares. Por outras palavras, tanto a glicólise como a glutaminólise conduzem os carcinogéneos através de: (i) a glicólise ocorre em primeiro lugar para diminuir a formação de radicais livres através da inibição da produção de ATP por meio de reacções de acoplamento, bloqueando assim a apoptose (atrofia da mitocôndria). Depois disso, a glutaminólise produz lactato, que é essencial para a acidificação extracelular e fornece a outras células uma vantagem através do lactato como combustível [97]. Assim, a glutaminólise completa o ciclo do ácido cítrico principalmente para fornecer lactato com uma paralisação concomitante da reação de acoplamento nos complexos. Em conclusão, a glicólise fornece à mesma célula: (1) energia, (2) fornece lactato, (3) reduz a atrofia mitocondrial (por exemplo, apoptose) enquanto a glutaminólise fornece: (1) energia, (2) lactato adicional, (3) estimula a síntese de ácidos gordos, nucleótidos, etc., Assim, as células cancerosas recrutam a glicólise e a glutaminólise tanto para si próprias como para as células tumorais vizinhas ou para aproveitar outras células vizinhas para satisfazer as suas necessidades, num processo recentemente descoberto designado por "Efeito Warburg inverso" [98].

Caquexia

A caquexia é uma síndrome de perda de peso caracterizada por fraqueza, perda de peso e de gordura e atrofia muscular, frequentemente observada em doentes com cancro avançado ou SIDA. Os doentes com cancro que perderam uma percentagem significativa do seu peso corporal antes do tratamento cirúrgico estão sujeitos a um risco muito maior de mortalidade e morbilidade pós-operatórias [99]. Os hidratos de carbono constituem uma fonte importante das necessidades energéticas do metabolismo tumoral. Além disso, reconheceu-se que a glicose ou a frutose, que são preferencialmente desviadas para vias subsidiárias glicolíticas e não geram quantidades substanciais de ATP glicolítico, permitem que as células cancerosas proliferem na ausência de glicose [100]. Taxas glicolíticas elevadas beneficiam provavelmente as células em proliferação através dos intermediários glicolíticos, que são desviados para vias subsidiárias para alimentar vias metabólicas que geram nucleótidos, lípidos, aminoácidos e NADPH de novo [101]. Por conseguinte, propôs um novo paradigma para inibir o crescimento tumoral ou outras patologias angiogénicas, que se baseia em privar os próprios vasos patológicos (tumorais) de combustível metabólico e energia essenciais [102]. No entanto, o hipermetabolismo não é um achado invariável em doentes oncológicos que perderam peso, tendo sido recentemente relatadas grandes séries que não conseguiram demonstrar um aumento significativo na taxa metabólica de repouso de doentes oncológicos caquéticos quando comparados com doentes com perda de peso de magnitude semelhante devido a doença benigna ou com doentes oncológicos com peso estável [103]. A gluconeogénese a partir do lactato utiliza moléculas de ATP e é muito ineficiente em termos energéticos para o hospedeiro. Este ciclo fútil pode ser responsável, pelo menos em parte, pelo aumento do dispêndio de energia. Foi relatado um aumento de 40% na produção de glicose hepática em doentes com cancro que perdem peso, o que também pode ser uma consequência da satisfação das necessidades metabólicas do tumor e, por conseguinte, contribui para o desenvolvimento do processo caquético [104].

Papel dos hidratos de carbono no tratamento do cancro

O metabolismo das células cancerosas é um resultado direto da modulação das vias de sinalização intracelular que são interrompidas por oncogenes mutantes e genes supressores de tumores. Os genes oncogénicos mutados podem iniciar diretamente o metabolismo das células cancerosas. Do mesmo modo, as enzimas metabólicas mutadas podem facilitar a transformação maligna. O metabolismo compreende um processo de produção de energia do qual as células beneficiam para a manutenção da homeostase celular, bem como para o crescimento e a proliferação. Juntamente com este impulso metabólico, os subprodutos inevitáveis do metabolismo aeróbico, como as espécies reactivas de oxigénio, podem infelizmente danificar as células e promover mutações no ADN. Assim, as alterações do metabolismo celular podem desencadear a tumorigénese. As mutações dos oncogenes e dos genes supressores de tumores podem modificar várias vias de sinalização intracelular e, por sua vez, alterar o metabolismo celular para facilitar o processo tumorigénico [105]. Além disso, a inibição da glicólise mata eficazmente as células cancerosas do cólon e as células de linfoma num ambiente hipóxico em que as células cancerosas apresentam uma atividade glicolítica elevada e uma sensibilidade reduzida aos agentes anticancerígenos comuns. A depleção de ATP por inibição glicolítica também induziu potentemente a apoptose em células multirresistentes, sugerindo que a privação do fornecimento de energia celular pode ser uma forma eficaz de ultrapassar a multirresistência. Uma vez que o efeito Warburg e a hipoxia são frequentemente observados nos cancros humanos, estes resultados podem ter implicações clínicas alargadas [106]. As quinases da piruvato desidrogenase (PDK), enzimas-chave na via do metabolismo da glicose, podem inativar o complexo piruvato desidrogenase (PDC) fosforilando-o e preservando os substratos piruvato, lactato e alanina para a gluconeogénese. A sobreexpressão das PDK pode bloquear a descarboxilação oxidativa do piruvato para satisfazer a elevada procura de oxigénio pelas células cancerosas, enquanto a inibição das PDK pode aumentar a atividade da PDC e retificar o equilíbrio entre a procura e o fornecimento de oxigénio, o que pode levar à morte das células cancerosas

[107].

Tabela (1): Inibidores glicolíticos e compostos que modulam o metabolismo glicolítico [108].

Desenvolvimento de medicamentos	Mecanismos de ação	Composto (medicamento)
Ensaios clínicos (I/II)	Inibe a fosforilação da glucose pela hexoquinase.	2-Desoxiglucose
Ensaios clínicos (II/III)	Inibe a glicólise e a respiração mitocondrial Inibe a HK; dissocia a HK das mitocôndrias.	Lonidamina
Pré-clínico	Inibe a HK; actua como agente alquilante.	3- Bromopiruvato
Aprovado para utilização clínica	Inibem a tirosina quinase Bcr-Abl; provocam uma diminuição da atividade da HK e da G6PD.	Imatinib
Pré-clínico	Suprime a PPP ao inibir a transcetolase; inibe a piruvato desidrogenase.	Oxitiamina

Abreviaturas: HK, hexoquinase; G6PG, glucose-6-fosfato desidrogenase; PPP, via das pentoses fosfato.

As SIRT mitocondriais actuam como supressores de tumores;

As mitocôndrias são os principais organelos da célula responsáveis pelo equilíbrio energético e pelo metabolismo. Têm sido implicadas em várias doenças humanas, tendo surgido uma hipótese importante de que a disfunção mitocondrial está associada ao aparecimento de doenças relacionadas com a idade e ao cancro [109]. As sirtuínas (SIRTs) são enzimas essenciais que regulam a regulação do genoma, o metabolismo e o envelhecimento. As

SIRTs apresentam uma ampla distribuição subcelular, uma vez que as SIRT1, SIRT6 e SIRT7 são nucleares, a SIRT2 é predominantemente citoplasmática e as SIRTs3-5 são mitocondriais [110]. Como todas as SIRTs têm um domínio conservado de desacetilase, estas enzimas são geralmente conhecidas como lisina desacetilase, actuando em oposição à acetiltransferase para remover as modificações de acetil dos resíduos de lisina [111]. Além disso, a SIRT3 induz a paragem do crescimento e a apoptose em várias células do carcinoma colorrectal e do osteossarcoma e em linhas celulares humanas não cancerosas, como as células epiteliais da retina e os fibroblastos pulmonares. Esta ação é mediada, em parte, pela modulação da via de sinalização JNK2 por SIRT3 nestas linhas celulares [112]. Metabolismo dos hidratos de carbono Ao promover a oxidação das gorduras, a SIRT3 suprime indiretamente a utilização dos hidratos de carbono. A desregulação da SIRT3 é frequentemente observada em tumores e aumenta a utilização da glicose, permitindo um aumento das espécies reactivas de oxigénio (ROS) que estimulam o fator 1 induzido pela hipóxia, um fator de transcrição [113].

A SIRT4 funciona como supressor de tumores, orientando o metabolismo da glutamina. Dados recentes sugerem que a SIRT4 pode também ter um papel no metabolismo celular e na carcinogénese. Tal como a SIRT3, a SIRT4 regula a função metabólica através de vários mecanismos[114]. A SIRT4, que está localizada na mitocôndria, é um dos membros menos caracterizados da família das sirtuínas, enzimas dependentes de nicotinamida adenina dinucleótido que desempenham um papel fundamental em vários processos celulares, como o metabolismo, a resposta ao stress e a longevidade [115].

NADH como cura para o cancro

Muitos estudos propõem que o NADH exerce uma ação mortal específica contra alguns cancros. O NADH é um metabolito natural. Prevê-se um perfil de efeitos secundários reduzido e que a terapia com NADH combata, além disso, o desgaste e a fraqueza dos doentes com cancro, que podem ser a causa de morte em alguns casos. É significativo o facto de o NADH poder ser administrado por via oral e de já ter sido aprovado em ensaios clínicos, seja para outras patologias [116]. Em doentes com cancro, o NADH conduziu a um melhor estado psicofísico e à melhoria da doença. Uma questão fundamental é a forma como as células tumorais modulam a sua atividade metabólica quando os níveis de glucose e glutamina se tornam limitantes na presença de lactato exógeno elevado [117].

Quadro 2: Uma lista de alvos terapêuticos contra o metabolismo do cancro [118].

Targeting Bioenergetic Metabolism			Targeting Anabolic Metabolism		
Targets	Pathway	Agents or approaches (company)*	Targets	Pathway	Agents or approaches (company)*
CPT1	B-oxidation	-Etomoxir	Choline	Lipid	-CK37
		-Oxfenicine	Kinase	Biosynthesis	-TCD-717 (TCD Pharma)
		-Perhexiline	HMGCR	Mevalonate	-Statins
Complex I	Mitochondria	-Metformin		Pathwa	
	Respiration	-Phenformin	IDHs	Lipid	-AGI-5198 (Xcessbio)
GLUT1	Glycolysis	-WZB117		Biosynthesis	-AGI-6780 (Xcessbio)
GLS1	Glutamine	-968	MGLL	Lipid	-JZL184
	Metabolism	-BPTES		Biosynthesis	
Hexokinases	Glycolysis	-2-DG	PGAM1	Pentose phosphate pathway	-PGMI-004A
		-3-BP	PKM2	Pentose	-TEPP-46
		-Lonidamine		Phosphate	-SAICAR
		-Methyl		Pathway	-Serine
		-Jasmonate	Targeting Other Metabolism		
MCT1	Kreb's cycle	-AR-C155858			
		-AR-C117977	Targets	Pathway	Agents or approaches
		-AZD3965 (AstraZeneca)			
		-CHC	HIF1	Hypoxic	-Acriflavine
PDK1	Kreb's cycle	-DCA		Responses	-PX-478
PKM2	Glycolysis	-TLN-232(Thallion)	mTOR	Cell growth autophagy	-Rapalogues
					-Torins
			PTGS2	Cell growth	-Aspirin
			AMPK	Autophagy	

O papel dos hidratos de carbono na prevenção do cancro

A inibição das células cancerosas pela glicose é designada por efeito Crabtree, e sabe-se agora que esta transformação metabólica das células cancerosas não é uma caraterística específica da carcinogénese, mas parece ser uma exigência das células que se dividem rapidamente, como os timócitos em proliferação, os espermatozóides, as células da mucosa intestinal, as células renais e as células estaminais embrionárias (ES) [119] .

Pensa-se que os hidratos de carbono da dieta são protectores através de mecanismos que envolvem a paragem do crescimento celular, a diferenciação e a seleção de células danificadas para morte celular (apoptose). Isto é provavelmente conseguido principalmente através da ação do ácido butírico, que é formado no cólon a partir da fermentação de hidratos de carbono como o amido resistente e os polissacáridos não amiláceos. Estes hidratos de carbono encontram-se sobretudo nos cereais, na fruta e nos legumes. O processo de fermentação pode proteger a área colorrectal contra os danos genéticos que conduzem ao cancro colorrectal através de outros mecanismos que incluem: a) a diluição de potenciais carcinogéneos; b) a redução dos produtos da fermentação das proteínas através da estimulação do crescimento bacteriano; c) efeitos no pH; d) manutenção da barreira da mucosa intestinal; e) efeitos na degradação dos ácidos biliares [120]. A piruvato quinase isoforma M2 (PK-M2) é um exemplo de uma enzima cujo estado de atividade é modificado para apoiar a proliferação em resposta a alterações na sinalização intracelular [121]. A hipótese de que a fibra alimentar poderia diminuir o risco de cancro da mama através da redução dos estrogénios circulantes tem recebido muita atenção. A fibra alimentar pode ter uma miríade de benefícios no cólon, tais como a diluição de compostos carcinogénicos, o aumento do tempo de trânsito das fezes, a produção de produtos de fermentação benéficos, como o ácido butírico, e a redução do pH, tendo sido proposto que todos estes factores protegem contra o cancro do cólon [122].

Ao longo dos últimos anos, acumularam-se provas que sugerem que, reduzindo sistematicamente a quantidade de hidratos de carbono na alimentação (CHO), se poderia suprimir, ou pelo menos atrasar, o aparecimento do cancro e que a proliferação das células tumorais já existentes poderia ser abrandada. Esta hipótese é apoiada pela associação entre as doenças crónicas modernas, como a síndrome metabólica, e o risco de desenvolver ou morrer de cancro [21]. Embora o conceito de dietas pobres em hidratos de carbono esteja connosco há muitas décadas, parece ter ressurgido nos últimos tempos e está atualmente a gerar um grande interesse público e atenção dos meios de comunicação social, alimentado pela maré crescente de obesidade e resistência à insulina na população em geral. Existem muitas variações sobre o que é uma dieta "pobre em hidratos de carbono"?[123].

Foi tentado o desenvolvimento de vacinas anticancerígenas com base em estruturas de hidratos de carbono. Já se sabe que algumas estruturas glicosiladas suprimem as metástases e o potencial invasivo; em alguns casos, os mecanismos de supressão também são conhecidos e já foram comunicadas algumas vacinas anticancerígenas. O grande desafio neste domínio é desenvolver vacinas que proporcionem um efeito semelhante ao dos antigénios de hidratos de carbono associados ao tumor no que diz respeito à supressão da progressão do tumor [124]. Foi identificado e caracterizado um grupo de antigénios associados a tumores em virtude da sua reatividade com anticorpos e lectinas que são de natureza hidrófoba e denominados antigénios de hidratos de carbono associados a tumores (TACA) [125]. Os antigénios de hidratos de carbono associados a tumores (TACA) são amplamente expressos como produto de glicosilação aberrante num grande número de tumores e podem representar um instrumento único para a vacinação profiláctica ou terapêutica [124].

Conclusão

As células cancerosas alteram o seu metabolismo de forma a suportar a sua rápida proliferação e expansão pelo corpo. A alteração do metabolismo da glicose pode ser o resultado de uma resposta adaptativa à falta de oxigénio ou na sequência da ativação de oncogenes a. A glicólise aeróbica parece representar uma vantagem selectiva para as células tumorais, uma vez que estas se tornam mais resistentes à apoptose e adquirem um maior crescimento e propriedades invasivas. Em particular, as células tumorais, em vez de alimentarem a glicose na via da fosforilação oxidativa, utilizam geralmente a glicose para a glicólise aeróbica [126]. O reconhecimento da heterogeneidade metabólica no cancro está a tornar-se mais claro em resultado dos avanços em várias ferramentas utilizadas para interrogar as ligações e dependências metabólicas. Independentemente dos mecanismos, a regulação da glicólise representa uma vantagem clara para as células cancerosas e, ao mesmo tempo, um alvo para novas terapias anticancerígenas. No entanto, o aumento da dependência das células cancerosas da glicólise para a produção de energia também fornece uma base bioquímica para matar preferencialmente as células malignas através da inibição da glicólise. A compreensão do metabolismo tumoral continua a evoluir, uma vez que os avanços em várias tecnologias analíticas e estratégias de modelização estão a proporcionar estratégias integradas para utilização em estudos metabólicos. Em última análise, estes esforços facilitarão idealmente novos progressos na capitalização da exploração de caraterísticas metabólicas atípicas no cancro como meio de intervenção terapêutica.

Referências

1. Hejmadi M. Introdução à biologia do cancro. Bookboon..2010. ISBN: 978-87-7681-478-6.

2. Van Gent DC, Hoeijmakers JH, Kanaar R .Chromosomal stability and the DNA double-stranded break connection. Nat Rev Genet 2001;2: 196-206.

3. Parkin DM, Bray F, Ferlay J, Pisani P. Estatísticas globais sobre o cancro, 2002. CA.Cancer J Clin 2005;55:74-108.

4. Institutos Nacionais de Saúde (NIH). Substâncias causadoras de cancro no ambiente. 18 de março de 2015.

5. Fundo Mundial de Investigação do Cancro/Instituto Americano de Investigação do Cancro. O processo do cancro. In; Fundo Mundial para a Investigação do Cancro/Instituto Americano para a Investigação do Cancro, editor. Food, nutrition, physical activity, and the prevention of cancer: a global perspective (Alimentação, nutrição, atividade física e prevenção do

cancro: uma perspetiva global). AICR, 2007, 30-46. ISBN: 9780-9722522-2-5.

6. Justus CR, Sanderlin EJ, Yang LV. Conexões moleculares entre o metabolismo das células cancerosas e o microambiente tumoral. Int J Mol Sci 2015; 16(5):11055-86

7. Papetti M., Herman I.M. Mechanisms of normal and tumor-derived angiogenesis (Mecanismos de angiogénese normal e derivada de tumores). Am. J. Physiol. Cell Physiol. 2002;282:C947-C970.

8. Warburg O., Wind F., Negelein E. The metabolism of tumors in the body. J. Gen. Physiol. 1927;8:519-530.

9. Heiden MGV,Cantley LC , Thompson CB .Understanding theWarburg effect: the metabolic requirements of cell proliferation . Science 2009; 324 : 1029 - 33.

10. Hanahan D, Weinberg ,RA. Caraterísticas do cancro: a próxima geração. Cell 2011, 144:646-74.

11. Bozzetti F, Pagnoni AM, Del Vecchio M. O gasto calórico excessivo como causa de desnutrição em pacientes com cancro. Surg Gynecol Obslel; ISO 1980;229-34

12. Warburg O. On the origin of cancer cells. Science123,1956:309-14 .

13. Anderson MD. O açúcar e o seu papel no cancro © The University of Texas Cancer Center. 2009;08/24/09.

14. Rathmell JC, Fox CJ, Plas DR, Hammerman PS, Cinalli RM, Thompson CB. Akt-DirectedGlucose Metabolism Can Prevent Bax Conformation Change and Promote Growth Fator-Independent Survival. Mol Cell Biol 2003; 23: 7315-28.

15. Zhang W, Shao-Lin Z, Hu X, Kin Y, Tam. Targeting Tumor Metabolism for Cancer Treatment: As quinases de piruvato desidrogenase (PDKs) são um alvo anticancerígeno viável? Jornal Internacional de Ciências Biológicas

2015; 11: 1390-1400.

16. Ames BN, Gold LS, Willett WC. The causes and prevention of cancer (As causas e a prevenção do cancro). Actas da Academia Nacional de Ciências dos Estados Unidos da América. 1995;92(12):5258-5265.

17. Koppenol WH , Bounds PL , Dang CV . Contribuições de Otto Warburg para os conceitos actuais do metabolismo do cancro . Nat Rev Cancer 2011 ; 11 : 25 - 3 7.

18. Sociedade Americana do Cancro. Guidelines on Nutrition and Physical Activity for Cancer Prevention (Diretrizes sobre nutrição e atividade física para a prevenção do cancro), edição de janeiro/fevereiro de CA: 2012.

19. Quillin P. O importante é não deixar de questionar. A curiosidade tem a sua própria razão de ser em Vencer o cancro com a medicina natural 2003, 1-4107/3244-4.

20. Prieto-Ramos F, Serra-Majem L, La Vecchia C, Ramon JM,Tresserras R,Salleras L. Mortality trends and past and current dietary factors of breast cancer in Spain. Eur J Epidemiol, 1996; 12:141-8.

22. Calvin R, Justus, Edward J, Sanderlin Li, VY. Molecular Connections between Cancer Cell Metabolism and the Tumor Microenvironment, In Molecular Sciences, Int. J. Mol. Sci.2015;16, 11055-86.

23. Koppenol WH, Bounds PL, Dang CV. Contribuições de Otto Warburg para os conceitos actuais do metabolismo do cancro. Nat Rev Cancer.2001;11:325-37.

24. Gatenby RA,Smallbone K, Maini PK,et al.Cellular adaptations to hypoxia andacidosis during somatic evolution of breast cancer. Br J Cancer.2007,97:646-653.

25. Giovannucci E. Metabolic syndrome, hyperinsulinemia, and colon cancer:A review. Am J Clin Nutr.2007, 86:s836-42.

26. Borugian MJ, Sheps SB, Kim-Sing C, Van Patten C, Potter JD, Dunn B

,Gallagher RP, Hislop TG.Insulin, macronutrient intake, and physical activity: Are potential indicators of insulin resistance associated with mortality from breast cancer? Cancer Epidemiol Biomark Prev 2004,13:1163-72.

27. Poretsky L, Cataldo NA, Rosenwaks Z, Giudice LC. O sistema regulador ovariano relacionado com a insulina na saúde e na doença. Endocr Rev 1999, 20:53582.

28. Eliassen AH, Missmer SA, Tworoger SS, Spiegelman D, Barbieri RL, Dowsett M, Hankinson SE. Endogenous steroid hormone concentrations and risk of breast cancer among premenopausal women (Concentrações de hormonas esteróides endógenas e risco de cancro da mama em mulheres na pré-menopausa). J Natl Cancer Inst 2006, 98:1406-15.

29. Klement RJ, Kammerer U. Is there a role for carbohydrate restriction in the treatment and prevention of cancer? Nutr Metab 2011, Lond. 8: p. 75.

30. Gullo L. Diabetes e o risco de cancro do pâncreas. *Ann Oncol,* 1999,10 (4):S79-S81.

31. Bianchini F, Kaaks R, Vainio H. Excesso de peso, obesidade e risco de cancro. The Lancet Oncology 2002,3(9): 565-74.

32. Giovannucci E, Harlan DM, Archer MC, Bergenstal RM , Gapsturet SM, et al. Diabetes and Cancer: A consensus report. Diabetes Care. 2010;33(7):1674-85.

33. Vigneri P, Frasca F, Sciacca L, Pandini G, Vigneri R. Diabetes e cancro. Endocr Relat Cancer, 2009, 16:1103-23.

34. Giovannucci E. Diabetes e cancro. Apresentado em: Conferência de Consenso da AACE sobre Diabetes e Cancro; setembro Cidade de Nova Iorque, NY.2012.

3 5.,Altamimi MAM The Relationship betweenType2 Diabetes and Cancer : middle east journal of nursing, A2014, 8 (2): 31-34.

36. Vigneri P, Frasca F, Sciacca L, Pandini G, Vigneri R.: Diabetes e cancro. Endocr Relat Cancer 2009; 16: 1103-1123

37. Parekh N, Okada T, Lu-Yao G. Obesity, insulin resistance and cancer prognosis: implications for practice for providing care among cancer survivors. Journal of the American Dietetic Association. 2009; 109(8):1346-53.

38. Vander Heiden MG,Cantley LC, Thompson CB.Understanding the Warburg effect: the metabolic requirements of cell proliferation. Science. 2009,324:1029-33

39. Wang F, Herrington M, Larsson J, Permert J. The relationship between diabetes and pancreatic cancer. Cancro Molecular. 2003;2:4.

40. Chustecka Z. Ligações entre a Diabetes e o Cancro. 2010, Relatório de Consenso da ADA/ACS. Notícias Médicas Medscape.

4 1 . Collins, K (2010): Instituto Americano de Investigação do Cancro (AICR) In Depth: A ligação entre a diabetes e o cancro.

42. Zastre J A, Rebecca L S, Bradley S H, Star Ye. Ligação da vitamina B1 ao metabolismo das células cancerígenas, Cancer & Metabolism ,2013 ,1:16.

43. Ungar D. Golgi linked protein glycosylation and associated diseases (Glicosilação de proteínas ligadas ao Golgi e doenças associadas). Semin Cell Dev Bioly. 2009;20(7):762-69.

44. Welti J, Loges S, Dimmeler,S Carmeliet P. Recent molecular discoveries in angiogenesis and antiangiogenic therapies in cancer. J Clin Invest. 2013;123(8):3190-200.

45. Patel MS,Roche TE. Molecular biology and biochemistry of pyruvatedehydrogenase complexes. FASEB J,1990, 4:3224-33.

46. Hur H, Xuan Y, Kim YB, Lee G, Shim W, Yun J, Ham IH, Han SU.Expressão da piruvato desidrogenase quinase-1 no cancro gástrico como potencial alvo terapêutico. Int J Oncol 2013,42:44-54.

4 7 .Elliott RL, Jiang XP, Head JF .Want to Cure Cancer? Então revisite o passado; "Warburg estava correto", o câncer é uma doença metabólica. Journal of Cancer Therapy, 2014. 5, 297-305.

48. Bomanji JB, Costa DC, Ell PJ. Papel clínico da tomografia por emissão de positrões em oncologia. Lancet Oncol, 2001, 2(3):157-164.

49. Czernin J, Phelps ME. Tomografia por emissão de positrões: aplicações actuais e futuras. Annu Rev Med 2002, 53:89 - 112.

5 0.Iqbal MA, Vibhor Gupta, Prakasam Gopinath, Sybille Mazurek, Rameshwar N.K. Bamezai. Piruvato quinase M2 e cancro: uma avaliação actualizada. FEBS Letters 2014,588 , 2685-92.

51. Helmlinger G,Yuan F, Dellian M,; et al.Interstitial pH and pO2 gradients in solid tumors in vivo: high-resolution measurements reveal a lack of correlation. Nat Med1997; 3:177-82.

52. Chi V, Dang. Links between metabolism and cancer, 14 de novembro, - Publicado por Cold Spring Harbor Laboratory Press, 2015.

53. Koppenol WH, Bounds PL, Dang CV. Contribuições de Otto Warburg para os conceitos actuais do metabolismo do cancro. Nat Rev Cancer. 2011; 11:325337

54. Pfeiffer T.Schuster S.Bonhoeffer S.Cooperation and competition in theevolution of ATP-producing pathways. Science;2001 ,292: 504-507.

55. Berg JM, Tymoczko JL, Stryer L. Biochemistry. W.H.Freeman and Company, Nova Iorque, 2002.

56. Favaro E, Bensaad K, Chong MG, Tennant DA, Ferguson DJ, et al. A utilização de glicose através da glicogénio fosforilase sustenta a proliferação e previne a prematuridade em células cancerígenas. Cell Metab,2012 ,16:751- 764.

57. Vizan P,Sanchez-Tena S,Alcarraz-Vizan G,Soler M,Messeguer R,et al. Characterization of the metabolic changesunderlying growth fator

angiogenic activation: identification ofnew potential therapeutic targets. Carcinogenesis,2009,30:946-52.

58. Pescador N, Villar, D, Cifuentes D, Garcia-Rocha M, Ortiz-Barahona A, et al. A hipoxia promove a acumulação de glicogénio através da indução da glicogénio sintase 1 mediada pelo fator indutível de hipoxia (HIF).2010. PLoS One, 5:e9644.

59. Mashimo T, Pichumani K, Vemireddy V, Hatanpaa KJ, Singh DK, et al. O acetato é um substrato bioenergético para glioblastoma humano e metástases cerebrais. Cell 2014;159(7):1603-14.

60. Kamphorst JJ, Chung MK, Fan J, Rabinowitz JD. A análise quantitativa da produção de acetil-CoA em células cancerígenas hipóxicas revela uma contribuição substancial do acetato. Cancro e Metabolismo, 2014;2:23.

61. Vander Heiden MG, Cantley LC, Thompson CB. Compreender o efeito Warburg: os requisitos metabólicos da proliferação celular. Ciência 2009;324:1029-1033.

6 2.Semenza, G L. Regulation of cancer cell metabolism by hypoxiain ducible fator 1. Semin. Cancer Biol 2009;19:12-16.

63. Denko NC. Hypoxia, HIF1 e metabolismo da glucose no tumor sólido. Nature Rev Cancer 2008;8:705-713.

64. Bertout JA, Patel SA, Simon MC.The impact of O2 availability on human cancer (O impacto da disponibilidade de O2 no cancro humano). Nat Rev Cancer 2008;8:967-75.

65. Majmundar AJ, Wong WJ, Simon MC .Hypoxia-inducible factors and the response to hypoxic stress. Mol Cell 2010;40(2): 294-309.

66. Rempel A,Mathupala SP,Griffin CA,et al. Catabolismo da glicose em células cancerosas: amplificação do gene que codifica a hexoquinase de tipo II. Cancer Res 1996;56:2468-71.

67. Semenza GL.HIF-1: A montante e a jusante do metabolismo do cancro.

Curr Opin Genet Dev 2010;20(1): 51-56.

68. Levine AJ,Puzio-Kuter AM.The control of the metabolicswitch in cancers by oncogenes and tumor suppressor genes,.Science 2010; 330: 1340-44.

69. Grillon E, Farion R, Fablet K, De Waard M, Tse CM, et al. The Spatial Organization of Proton and Lactate Transport in a Rat Brain Tumor. PLoS ONE 6(2): e17416. doi: 10.1371/journal.pone.0017416 .

70. Morita T, Nagaki T, Fukuda I, Okumura K. Clastogenicidade do pH baixo para várias células de mamíferos em cultura. Mutat Res1992; 268:297-305.

71. Cardone RA, Casavola V,Reshkin SJ.The role of disturbed pH dynamics and the Na+/H+exchanger in metastasis, Nat. Rev. Cancer 2005;5: 786-95.

7 2 Berkemeyer S. Acid-base balance and weight gain: are there crucial links via protein and organic acids in understanding obesity? Med Hypotheses, 2009,73(3):347-56.

73. Gillies RJ,Liu Z,Bhujwalla Z. Medições 31P-MRS do pH extracelular de tumores utilizando 3-aminopropilfosfonato.Am J Physiol.1994; 267: 195-203.

74. Khalid O, Alfarouk Verduzco D, Rauch C, Muddathir A, Adil HBashir H, et al. Glycolysis, tumor metabolism, cancer growth and dissemination. Uma nova perspetiva etiopatogénica baseada no pH e uma abordagem terapêutica a uma velha questão do cancro. Oncoscience. 2014 18;1(12):777-802.

75. Gerweck LE, Seetharaman K. Cellular pH gradient in tumor versus normal tissue: potential exploitation for the treatment of cancer. Cancer Res 1996;56:1194-98.

76. Mogi C, Tobo M, Tomura H, Murata N, He XD, Sato K, et al. Envolvimento do TDAG8 sensível aos protões na inibição da produção de

citocinas pró-inflamatórias induzida pela acidificação extracelular em macrófagos peritoneais. J Immunol 2009;182:3243-51.

77. Webster KA,Discher DJ, Kaiser S, Hernandez, O,Sato B, et al . Hypoxia activated apoptosis of cardiac myocytes requires reoxygenation or a pH shift andis independent of p53. J Clin Invest 1999; 104: 239-52.

78. Kiebish MA, Han X, Cheng H, Chuang JH, Seyfried TN et al. Cardiolipina e anomalias da cadeia de transporte de electrões nas mitocôndrias de tumores cerebrais de ratos: provas lipidómicas que apoiam a teoria de Warburg do cancro. J Lipid Res 2008;49: 2545-56.

79. Lee C H,Olson P, Evans R M .lipid metabolism, metabolic diseases, and peroxisome proliferator-activated receptors. Endocrinology 2003; 144: 2201-7.

80. Venkateswaran V, Klotz LH. Diet and prostate cancer: mechanisms of action and implications for chemoprevention (Dieta e cancro da próstata: mecanismos de ação e implicações para a quimioprevenção). Nat Rev Urol 2010;7: 442453.

81. Nomura DK,Long JZ,Niessen S,Hoover HS,Ng SW, Cravatt BF.Monoacylglycerol lipase regula uma rede de ácidos gordos que promove a patogénese do cancro. Cell 2010; 140: 49-61.

82. Hakomori S. Antigénios de hidratos de carbono associados ao tumor que definem a malignidade do tumor: Base para o desenvolvimento de vacinas anti-cancro. Adv Exp Med. Biol 2001; 491, 369-402.

83. Konska G,Guerry M,Caldefie-Chezet F,De Latour M,Guillot J. Estudo da expressão de antigénio em diferentes tipos de células de cancro da mama humano utilizando a lectina vva-b4. Oncol Rep 2006,15, 305-10.

84. Douglas R G, Shaw JHF. Metabolic effects of cancer (Efeitos metabólicos do cancro). Br. J. Surg 1990;77;246-54.

85. Sociedade Americana do Cancro. O que é o cancro metastático? Última

revisão: 03/06/2014.

86. Chung CH, Bernard PS, Perou CM. Retratos moleculares e a árvore genealógica do cancro. Nat Genet, 2002;32:533-540.

87. Numahata K, Satoh M, Handa K, Saito S, Ohyama C, Ito A, Takahashi T, Hoshi S, Orikasa S, Hakomori SI. A expressão de Sialosyl-Lex define as propriedades invasivas e metastáticas do carcinoma da bexiga. Cancro 2002; 94: 673-85.

88. Jones NP,Schulze A.Targeting cancer metabolism- aiming at a tumor's sweet-spot. Drug Discov Today 2012;17 : 1-10.

89. Holroyde CP, Myers RN, Smink RD, Putnam RC, Paul P, Reichard GA. Resposta metabólica à nutrição parentérica total em doentes com cancro. Cancer Res 1977; 37: 3109-14.

90. Lunt SY, Vander Heiden MG .Aerobic glycolysis: meeting the metabolic requirements of cell proliferation. Annu Rev Cell Dev Bi 2011; 27:441-64.

91. Kondoh H, Lleonart ME, Bernard D, Gil J. Proteção contra o stress oxidativo através do aumento da glicólise; um possível mecanismo de imortalização celular. Histol Histopathol 2007; 22:85-90.

9 2.Shaw JHF, Humberstone DM,Wolfe RR. Energy and proteinmetabolism in sarcoma patients. Ann Surg 1988; 207: 283-9.

93. North S, Moenner M, Bikfalvi A. Recent developments in the regulation of the angiogenic switch by cellular stress factors in tumors. Cancer Lett 2005;218, 1-14.

94. Waterhouse C, Jeanpetre N, Keilson J. Gluconegénese a partir da alanina em doentes com doença maligna progressiva. Cancer Res .1979;39: 1968 - 7 2.

95. Axelrod L, Halter JB, Cooper DS, et al. Níveis hormonais e fluxo de combustível em doentes com perda de peso e cancro do pulmão. Evidência

de um gasto metabólico excessivo e de uma resposta adaptativa mediada por um nível reduzido de 3,5,3'- tri iodotreonina. Metabolismo 1983;32;924-37.

9 6 .Zu XL, Guppy M. Cancer metabolism: facts, fantasy, and fiction. Biochem Biophys Res Commun 2004;313:459-65.

97. Sonveaux P,Vegran F,Schroeder T,Wergin MC,Verrax J, et al. Targeting lactate-fueled respiration selectively kills hypoxic tumor cells in mice. J. Clin. Invest 2008;118: 3930-40.

98. Pavlides S, Whitaker-Menezes D,Castello-Cros R,Flomenberg N,Witkiewicz AK, et al. The reverse Warburg effect:Aerobic glycolysis in cancer associated fibroblasts and the tumor stroma. Cell Cycle,2009, 8,3984-4001.

99. Meguid MM, Debonis D,Meguid V ,et al. Apoio nutricional no cancro. Lancec 1983; ii: 230-1.

100. Reitzer LJ, Wice BM, Kennell D. Evidence that glutamine, not sugar, is the major energy source for cultured HeLa cells. J. Biol. Chem. 1979;254:2669-76.

101. Lunt SY,Vander Heiden MG.Aerobic glycolysis: meeting the metabolic requirements of cell proliferation. Annu. Rev. Cell Dev.2011; Biol.27:441-64.

102. Lunt S, De Bock K, Cantelmo AR, Georgiadou M, Ghesquiere B, et al. A redução parcial e transitória da glicólise pelo bloqueio de PFKFB3 reduz a angiogénese patológica. Cell Metab 2014;19:37-48.

103. Fearon KCH, Hansell DT, Preston T, Plumb JA, Davies J, Shapiro D, Shenkin A, Calman KC e Burns HJG . Influence of whole body protein turnover rate on resting energy expenditure in patients with cancer. Cancer Res 1988;48: 2590-95.

104. Tisdale MJ, Metabolic abnormalities in cachexia and anorexia (Anomalias metabólicas na caquexia e anorexia). Nutrição 1990;16:1013-

14.

105. Vogelstein B, Kinzler KW. Cancer genes and the pathways they control. Nat Med 2004;10:789 -99.

106. Xu RH, Pelicano H, Zhou Y, Carew JS, Feng L, et al. Inibição da glicólise em células cancerígenas: A novel strategy to overcome drug resistance associated with mitochondrial respiratory defect and hypoxia. Cancer Research. 2005;65:613-21.

107. Zhang W, Zhang S, Hu X, Tam KY. Visar o Metabolismo Tumoral para o Tratamento do Cancro: As quinases de piruvato desidrogenase (PDKs) são um alvo anticancerígeno viável? Revista Internacional de Ciências Biológicas 2015;11(12): 1390-1400.

108. Pelicano H, Martin DS, Xu R-H, Huang P. Glycolysis inhibition for anticancer treatment Oncogene 2006;25: 4633-46.

109. Wallace DC. A mitochondrial paradigm of metabolic and degenerative diseases, aging, and cancer: a dawn for evolutionary medicine. Annu Rev Genet.2005;39:359-407.

110. Haigis MC, Mostoslavsky R, Haigis KM, Fahie K, Christodoulou DC, et al.SIRT4 inibe a glutamato desidrogenase e opõe-se aos efeitos da restrição calórica nas células beta pancreáticas. Cell 2000;126: 941-54.

111. Imai S, Armstrong CM, Kaeberlein M, Guarente L. A proteína Sir2, responsável pelo silenciamento transcricional e pela longevidade, é uma histona desacetilase dependente de NAD. Nature 2000; 403: 795-800.

112. Allison S J, Milner J. SIRT3 is pro-apoptotic and participates in distinct basal apoptotic pathways. Cell Cycle 2007;6 :2669-77.

113. Finley LW, Carracedo A, Lee J, Souza A, Egia A, et al.SIRT3 opposes reprogramming of cancer cell metabolism through HIF1- destabilization. Cancer Cell 2011;19: 416-28

1 14.Saunders LR,Verdin E.Sirtuins. Critical regulators at the crossroads

between cancer and aging. Oncogene,2007,26(37):5489-5504.

115. Miyo M, Yamamoto H, Konno M, Colvin H, Nishida N, et al. Função supressora de tumores de SIRT4 no cancro colorrectal humano, British journal of cancer 2015 ;113:492-99.

116. Forrest MD.NADH as a cancer medicine. bioRxiv preprint first posted online May. 13, 2015; doi: http://dx.doi.org/10.1101/019307.

117. Otto AM, Hintermair J, Janzon C. NADH-Linked Metabolic Plasticity of cells surviving in a nutrient-deprived microenvironment. J Cell Biochem. 2015;116(5):822-35

118. Kim SY .Cancer Metabolism .Strategic Diversion from Targeting Cancer Drivers to Targeting Cancer Suppliers. Biomol Ther2015; 23(2), 99-109

119. Wojtczak L. O efeito Crabtree: um novo olhar sobre um velho problema. Ata Biochim Pol 1996,43,361-368

120. Cramer DW,Muto MG,Reichardt JK,Xu H,Welch WR,Valles B,Ng WG.Caraterísticas das mulheres com história familiar de cancro do ovário. I. Consumo e metabolismo da galactose Cancro 1994;74(4):1309-17.

121. Christofk HR, Vander Heiden MG, Harris MH, et al. A isoforma de splice M2 da piruvato quinase é importante para o metabolismo do cancro e o crescimento tumoral. Nature 2008; 452:230-33.

122. Mc-Intosh G. Cereal foods, fiber and the prevention of cancers (Alimentos à base de cereais, fibras e prevenção do cancro). Aust J Nutr Diet 2001;58: S34-S48.

123. Heller RF, Heller RF. The Carbohydrate Addict's Diet (A dieta do viciado em hidratos de carbono). New York: Penguin books ;1991.

124. Hakamory S. Antigénios de hidratos de carbono associados ao tumor que definem a malignidade do tumor: base para o desenvolvimento de vacinas anti-cancro. In: Wu AM (ed). The Molecular Immunology of

Complex Carbohydrates, Nova Iorque: Kluwer Academic/Plenum Publishing, 2001.PP:369-402.

125. Hakomori S. Aberrant glycosylation in tumors and tumor associate carbohydrate antigens. Adv. Cancer Res1998;52: 257-331.

126. Adel Abdel-Moneim & Rania Amgd. UMA REVISÃO SOBRE O PAPEL DOS HIDRATOS DE CARBONO NA ETIOLOGIA, METABOLISMO E TRATAMENTO DO CANCRO. EJBPS 2016; 3 (6): 26-44.

CAPÍTULO 3

O papel dos lípidos no metabolismo das células cancerosas

Adel Abdel-Moneim

Aya Eid Mohamed

Departamento de Zoologia, Faculdade de Ciências, Universidade de Beni-Suef, Beni-Suef, Egito.

Resumo:

O cancro é a doença mais perigosa do nosso tempo. A grande maioria dos cancros, cerca de 90-95% dos casos, deve-se a factores ambientais e 25% dos casos de cancro em todo o mundo são causados por excesso de peso ou obesidade e por um estilo de vida sedentário. Estes padrões de estilo de vida podem aumentar o risco de cancro através de vários mecanismos, incluindo o aumento dos estrogénios e da testosterona, a hiperlipidemia, a hiperinsulinemia e a resistência à insulina, o aumento da inflamação e a diminuição da função imunitária. O cancro é causado por um metabolismo energético deficiente devido a uma função mitocondrial deficiente, que está associada a um metabolismo lipídico anormal. O aumento da gordura ou do colesterol na alimentação tem sido apontado como um fator de risco para o desenvolvimento de certos tipos de cancro. Além disso, os lípidos desempenham um papel importante na transmissão de sinais e na poupança de energia, bem como no fornecimento dos blocos de construção necessários para o crescimento das células, protegendo-as de condições inadequadas e conferindo-lhes resistência às terapias utilizadas. As células cancerígenas apresentam frequentemente alterações caraterísticas no metabolismo, pelo que foi necessário compreender o mecanismo do metabolismo lipídico para poder desenvolver novos tratamentos dirigidos à via do metabolismo lipídico para eliminar as células cancerígenas. Assim, o presente capítulo apresenta uma visão do metabolismo das células cancerígenas e o papel das diferentes espécies lipídicas no crescimento, proliferação, sinalização e outras funções que mantêm as células cancerígenas, bem como a prevenção e os tratamentos que se baseiam na via do metabolismo lipídico.

Palavra-chave: Cancro, metabolismo lipídico nas células cancerosas, obesidade, tratamento do cancro, prevenção.

Introdução

Cancro é o nome dado a um conjunto de doenças relacionadas. Em todos os tipos de cancro, algumas das células do corpo começam a dividir-se sem parar e espalham-se pelos tecidos circundantes, que são constituídos por triliões de células [1]. Algumas das primeiras provas de cancro encontram-se em tumores ósseos fossilizados, múmias humanas do antigo Egito e manuscritos antigos [2]. Até à data, foram identificados mais de 100 agentes cancerígenos (químicos, físicos e biológicos). A partir de muitas destas associações de carcinogéneos reconhecidas muito antes, os cientistas compreenderam o mecanismo pelo qual o cancro era produzido. A investigação contínua está a descobrir novos agentes cancerígenos, a explicar como causam o cancro e a fornecer informações sobre as formas de o prevenir[3]. A grande maioria dos cancros, cerca de 90-95% dos casos, deve-se a factores ambientais e os restantes 5-10% devem-se a factores genéticos hereditários[4]. O metabolismo anormal dos lípidos, que conduz a um aumento da síntese de lípidos, desempenha um papel importante na patogénese das doenças malignas, incluindo o cancro do ovário [6].

Os lípidos são pequenas moléculas hidrofóbicas ou anfipáticas (hidrofílicas e lipofílicas), que são grandes polímeros macromoleculares formados pela ligação química de várias pequenas moléculas constituintes[7]. A maioria dos tecidos dos mamíferos adultos satisfaz as suas necessidades de lípidos através da absorção de ácidos gordos livres (AGL) e de lipoproteínas, como as lipoproteínas de baixa densidade (LDL), a partir da corrente sanguínea. A biossíntese de ácidos gordos (AG) e de colesterol está limitada a um subconjunto de tecidos, incluindo o fígado, os tecidos adiposos e os tecidos mamários lactantes [8]. O aumento da lipogénese é uma caraterística bem conhecida do cancro, uma vez que os lípidos, como os ácidos gordos e os colesteróis, podem ser facilmente metabolizados para fornecer energia e materiais de construção às células que se dividem rapidamente. Diz-se que as células cancerígenas são capazes de produzir quase 95% dos seus ácidos gordos saturados e monoinsaturados de novo, mesmo na presença de uma alimentação adequada [9]. Assim, a inibição da atividade das enzimas lipogénicas reflecte-se numa diminuição do crescimento tumoral e pode levar à apoptose de algumas células cancerosas [10].

Este estudo visa destacar o metabolismo lipídico nas células cancerígenas e o papel das diferentes espécies lipídicas no crescimento, proliferação, sinalização e outras funções que mantêm as células cancerígenas, bem como os tratamentos que se baseiam na via do metabolismo lipídico.

Metabolismo lipídico nas células cancerosas:

O metabolismo lipídico nas células cancerígenas é regulado pelas vias de sinalização oncogénicas comuns e acredita-se que seja importante para o início e a progressão dos tumores [8].

a-Metabolismo dos ácidos gordos (FA):

As células cancerosas parecem ser altamente dependentes da lipogénese de novo para a sua proliferação e sobrevivência, uma vez que apresentam frequentemente alterações no metabolismo dos ácidos gordos para manter o crescimento e a proliferação, satisfazer as necessidades energéticas e fornecer metabolitos para processos anabólicos [11]. Enquanto a maioria das células humanas normais prefere fontes exógenas, os tumores sintetizam FA de novo [12] e, frequentemente, apresentam uma mudança para a síntese de FA [13]. Para entrar no pool bioativo, os FAs requerem "ativação" por modificação covalente por CoA através de acil-CoA sintetases gordas. Uma vez no reservatório ativo, os AG podem ser esterificados com glicerol ou esteróis, gerando triacilgliceróis (TGs) ou ésteres de esterol (SEs), respetivamente, e depois armazenados em gotículas lipídicas (LDs) (Figura 1)[14] .

A expressão e a atividade de muitas enzimas envolvidas na síntese de ácidos gordos, ou seja, ATP citrato liase (ACL), acetil-CoA carboxilase (ACC) e ácido gordo sintase (FASN), são reguladas por um aumento em muitos tipos de cancros [15]. Para além das vias de sinalização intracelular, a expressão da FASN também é afetada por microestresses ambientais extracelulares, como a hipoxia, o pH baixo e a privação de nutrientes, que podem ativar várias vias de sinalização intracelular para promover a expressão da FASN [16].

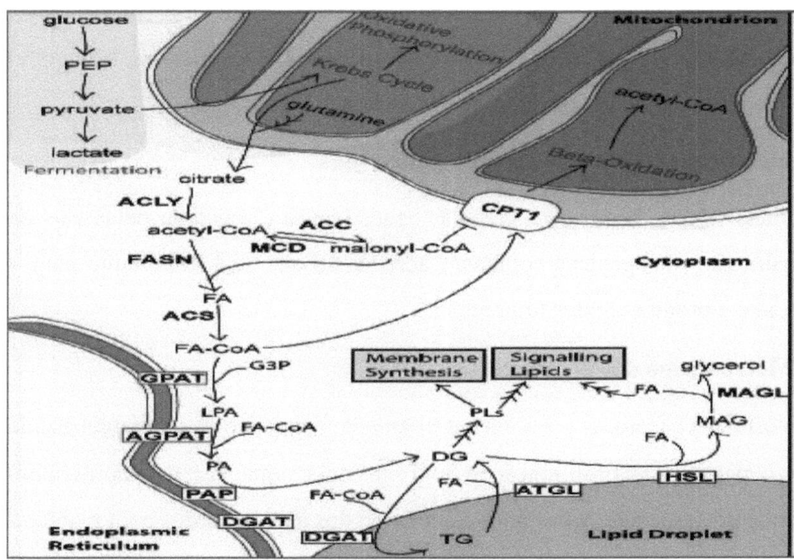

Figura 1: Visão geral do metabolismo celular dos ácidos gordos [11].

b-Síntese do colesterol:

Outro processo biossintético importante no âmbito do metabolismo lipídico é a via do mevalonato, que facilita a síntese do colesterol. Foi relatado que o aumento da gordura ou do colesterol na dieta está correlacionado com o aumento do risco de ocorrência de determinados cancros, como os cancros da mama[17], da próstata[18] e do cólon[19] .Os primeiros passos da biossíntese do colesterol envolvem a condensação de acetil-CoA com acetoacetil CoA para formar 3-hidroxi-3-metilglutaril (HMG)-CoA. A redução do HMG-CoA a mevalonato pela HMG-CoA redutase (HMGCR) representa a reação limitadora da velocidade da via de síntese do colesterol e é altamente regulada [20]. Foi recentemente postulado que a acumulação de ésteres de colesterol nas gotículas lipídicas das células cancerosas da próstata é um fator causal subjacente à agressividade do cancro da próstata [21].

c-Metabolismo dos fosfolípidos no cancro:

Um metabolismo aberrante dos fosfolípidos de colina (PC) é outra caraterística importante das células cancerosas. Foram relatadas alterações profundas do metabolismo dos fosfolípidos de colina no cancro do ovário e também no cancro da mama [22]. Verificou-se que a alteração do metabolismo dos fosfolípidos de colina no cancro do ovário está relacionada com a regulação do FAS [23]. Além disso, os autores concluíram que os fosfolípidos e o seu metabolismo têm estado envolvidos no cancro do ovário sob várias formas, incluindo LPA, fosfolipase A2 (PLA2), fosforlipase D (PLD) e autotoxina (ATX).

Factores de regulação da biossíntese lipídica:

A maioria das células de mamíferos adultos adquire lípidos da corrente sanguínea, quer como ácidos gordos livres, quer complexados com proteínas como as lipoproteínas de baixa densidade. Estes lípidos são obtidos a partir de fontes alimentares ou são ácidos gordos derivados de hidratos de carbono sintetizados no fígado ou nos adipócitos, onde também podem ser armazenados em estruturas intracelulares denominadas gotículas lipídicas. A biossíntese de novo de ácidos gordos no organismo adulto ocorre principalmente no fígado, no tecido adiposo e na mama lactante. Os grupos acetilo para a biossíntese de ácidos gordos são fornecidos principalmente pelo citrato, que é produzido pelo ciclo do ácido tricarboxílico (TCA) [12].

1- A ativação de vias oncogénicas estimula a síntese de lípidos:

i- A família SREBP:

Reguladores principais da biogénese lipídica, muitos genes que codificam enzimas envolvidas na biogénese de FA e colesterol são alvos das proteínas de ligação a elementos reguladores de esteróis (SREBPs), uma família de factores de transcrição que são cruciais para manter a homeostase lipídica celular [24]. A SREBP-1 tem duas isoformas: SREBP-la é a isoforma predominante na maior parte das linhas celulares em cultura, SREBP-1, o principal regulador da expressão de genes lipogénicos, encontra-se sobre-expresso numa série de células cancerígenas ou cancerosas, como o cancro da próstata[25], o cancro do ovário[26], o cancro da mama[27] , o cancro do pulmão[28] e o cancro do cólon[29] . Em níveis normais, o SREBP-lc ativa a via biossintética da FA com genes responsivos que incluem ACLY, ACC, FAS, SCD-1 e GPAT. Por conseguinte, a inibição do SREBP-1 nas células cancerosas poderia diminuir a expressão dos genes da síntese de FA e possivelmente impedir a proliferação de células cancerosas [30] .

ii- A fosfoinositídeo 3-quinase/Akt/PKB (proteína quinase B):

A via de sinalização da fosfoinositídeo 3-quinase/Akt/PKB (proteína quinase B) é frequentemente activada no cancro humano [31]. A insulina estimula a síntese de lípidos e a atividade da ACC no fígado e no tecido adiposo[32] e a Akt pode fosforilar a ATP-citrato liase[33] e ativar a expressão de vários genes envolvidos na biossíntese do colesterol e dos ácidos gordos[34].

2- ATP-citrato liase (ACLY):

A ACLY faz a ponte entre o metabolismo da glucose e o metabolismo dos AG, convertendo citrato de seis carbonos em oxaloacetato e acetil-CoA de dois carbonos, o precursor da síntese dos AG. A supressão da ACLY reduz a capacidade das células para metabolizar a glicose em lípidos, como demonstrado em células linfóides murinas[35] e em células de adenocarcinoma humano[36]. A ACL produz o substrato acetil-CoA a partir do produto glicolítico citrato[37]. A sua expressão foi relatada como sendo induzida pelo tratamento com androgénios[38] (figura 2).

3- Acetil-CoA-carboxilase (ACC-ase):

Considera-se geralmente que a ACC-ase catalisa a primeira reação da via biossintética dos ácidos gordos, a formação de malonil-COA a partir de acetil-COA e C02. Na realidade, esta reação ocorre em duas etapas, que são catalisadas por um único complexo enzimático. Na primeira reação, que depende do ATP, o C02 (do HC03-) é transferido pela porção de biotina carboxilase da ACCase para um azoto de um grupo protético de biotina ligado ao grupo e-amino de um resíduo de lisina. Na segunda reação, catalisada pela carboxiltransferase, o C02 ativado é transferido da biotina para o acetil-COA para formar malonil-COA [39] (figura 2). O passo limitador da taxa na síntese de ácidos gordos é a conversão dependente de ATP de acetil CoA em malonil CoA pela enzima ACAC. Foram identificadas duas isoformas, ACAC1 (também designada ACACA) e ACAC2 (também designada ACACB). O controlo fisiológico da atividade da ACAC é mediado por hormonas e pelo estado nutricional, desempenhando o SREBP-1c um papel importante na regulação da expressão da ACACA[40] .

4- Malonil-CoA descarboxilase (MCD):

Um importante modulador da oxidação dos ácidos gordos, descarboxila o malonil-CoA em acetil-CoA, invertendo essencialmente a reação catalisada pelo ACC. Partiu-se da hipótese de que o aumento da disponibilidade de ácidos gordos aumentaria a expressão e a atividade da MCD do coração e do músculo esquelético [41][42].

5- Ácido gordo sintase (FASN):

A mais extensivamente estudada das enzimas lipogénicas no contexto da carcinogénese é a FASN [8]. A FASN catalisa reacções de condensação sucessivas para formar um ácido gordo a partir de substratos de malonil-CoA e acetil-CoA, produzindo principalmente palmitato de 16 carbonos. No que diz respeito à lipogénese, a maioria dos estudos concentrou-se no aumento da expressão e da atividade da enzima de síntese de novo de ácidos gordos, a sintase de ácidos gordos (FASN), com sugestões de que a FASN pode funcionar como um oncogene [43]. Além disso, o aumento da síntese de ácidos gordos devido a níveis elevados de FASN foi observado numa grande variedade de cancros e está fortemente correlacionado com um mau prognóstico em muitos casos [8]. Por conseguinte, a sobre-expressão de FASN pode desempenhar um papel na carcinogénese. Além disso, a sobreexpressão da FASN está associada ao estádio avançado do cancro colorrectal e às metástases hepáticas, pelo que também pode desempenhar um papel na progressão do cancro [44]. Muitas evidências demonstraram que a FASN contribui tanto para a tumorigénese como para as metástases, pelo que se torna um alvo ideal para a terapia do cancro. Entretanto, a inibição da atividade da FASN por inibidores específicos da FASN ou por siRNA pode inibir significativamente o crescimento do cancro ou das células cancerosas, induzir a apoptose das células cancerosas e reduzir a metástase de vários cancros [45] (figura 2).

6- Acil-CoA sintetase (ACS)*:*

A utilização de ácidos gordos para a síntese de neutrinos e fosfolípidos ou como substratos para a β-oxidação requer um passo de ativação catalisado pela isoenzima acil-CoA sintetase (ACS) que converte um ácido gordo livre no respetivo éster de CoA. As isoformas são caracterizadas de acordo com o comprimento da cadeia do seu substrato preferido. O subconjunto de isoenzimas que actuam sobre ácidos gordos com cadeias de comprimento entre 16 e 22 carbonos é designado por acil-CoA sintetases de cadeia longa (ACSL)[46] (figura 2).

7- Estearoil-CoA dessaturase (SCD):

A SCD catalisa a introdução de ligações duplas em FAs de cadeia curta na posição C 9 (convertendo principalmente estearoil-CoA em oleoil-CoA)[47]. Foi referido que os níveis de ARNm da SCD estavam regulados para baixo no cancro da próstata em relação ao epitélio normal da próstata. Os níveis medianos de expressão da SCD foram de 150, 45 e 10 para o normal[48]. No entanto, foi referido um aumento da expressão do ARNm e da proteína da SCD1 no cancro da próstata em relação à próstata normal e demonstrado que a inibição da atividade da SCD1 induz a paragem do crescimento das células cancerosas da próstata in vitro e in vivo[49].

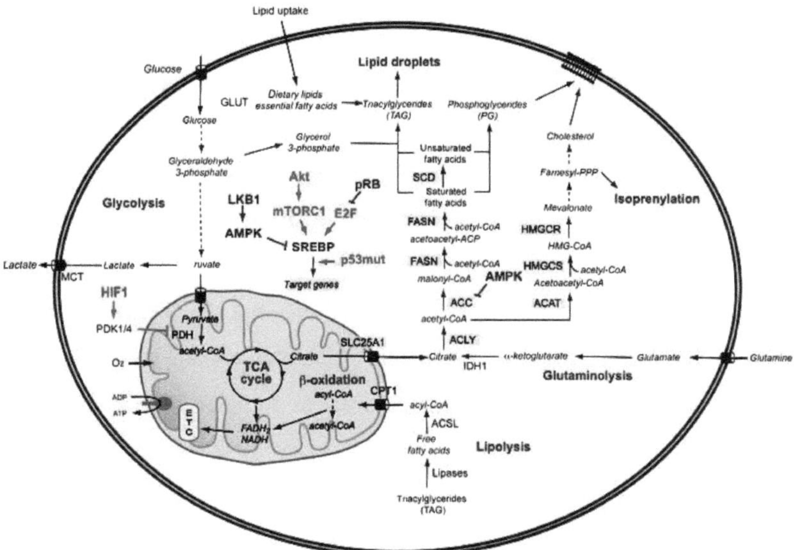

Figura 2: Regulação do metabolismo lipídico por vias de sinalização oncogénicas. Muitas enzimas das vias de biossíntese de ácidos gordos e colesterol são reguladas por SREBPs (assinaladas por caixas amarelas). A ativação oncogénica da via PI3K / Akt promove a captação de glicose e a sua utilização na síntese de lípidos através da ativação de SREBP. A AMPK é activada em resposta a baixos níveis de energia celular e impede a síntese de lípidos e estimula a b-oxidação através da inibição da ACC.
(ACAT, acetil-CoA acetiltransferase; ACLY, ATP citrato liase; ACSL, acil-CoA sintetase de cadeia longa; CPT1, carnitina palmitoiltransferase; ETC, cadeia de transporte de electrões; HMGCS, HMG coenzima A sintase; IDH, isocitrato desidrogenase; MCT, transportador de monocarboxilatos; pRB, retinoblastoma 1)[50].

Relação entre cancro e obesidade:

A obesidade é causada por dietas ricas em gordura, vida sedentária, factores genéticos e distúrbios do sistema endócrino [51]. Pode ser medida como peso corporal, peso corporal em relação à altura ou pode ser avaliada pela distribuição da gordura no corpo. A distribuição periférica da gordura é uma das classificações mais utilizadas e clinicamente relevantes para avaliar o grau de obesidade [52]. A Organização Mundial de Saúde (OMS) estima que em 2008 existiam mais de 1,4 mil milhões de adultos com excesso de peso e pelo menos 500 milhões de adultos obesos em todo o mundo [53]. Em resposta a sinais endócrinos e metabólicos de outros órgãos, o tecido adiposo responde aumentando ou diminuindo a libertação de ácidos gordos livres, um combustível que fornece energia ao músculo esquelético e a outros tecidos. O tecido adiposo é também importante na regulação do equilíbrio energético e do metabolismo lipídico através da libertação de hormonas peptídicas como a leptina, a adiponectina, a resistina e o fator de necrose tumoral-α (TNFα)[54] . O tecido adiposo no microambiente tumoral contribui ativamente para o crescimento do tumor e para as metástases, funcionando como um órgão endócrino, através da secreção de moléculas sinalizadoras (como as adipocinas, as citocinas pró-inflamatórias, os factores pró-angiogénicos e os constituintes da matriz extracelular) e actuando como um reservatório de energia para as células cancerosas incorporadas [55].

Mecanismos que relacionam a adiposidade com o risco de cancro:

Considera-se que há três factores principais que ligam a obesidade ao cancro: o eixo insulina-IGF1, as hormonas sexuais e as hormonas polipeptídicas. Cada um destes três factores está intimamente ligado à desregulação endócrina e parácrina do tecido adiposo na obesidade[56]. O aumento da secreção de insulina e o aumento da atividade do fator de crescimento semelhante à insulina 1 (IGF-1) estimulam a proliferação e migração celular, inibem a apoptose e aumentam a angiogénese[57]. A obesidade pode contribuir para a carcinogénese através da ativação da via IGF1-insulina, que tradicionalmente estimula a sinalização intracelular através de proteínas quinases activadas por mitogéneos (MAPKs) ou da cascata PI3K AKT [58].

Os doentes obesos também têm níveis elevados de esteróides sexuais bioactivos devido a uma maior produção de estrogénio pelo excesso de tecido adiposo e níveis reduzidos de globulina de ligação às hormonas sexuais causados pela hiperinsulinemia[59]. Os esteróides sexuais regulam a diferenciação celular, a proliferação e a apoptose, e podem atuar como promotores de tumores (figura 3)[60] . O citocromo P450 aromatase, que é codificado pelo gene CYP19, converte androgénios em estrogénios[61]. A taxa de conversão de androgénios em estrogénios é elevada em mulheres pós-menopáusicas com obesidade[62] e um nível aumentado de estrogénios nestas mulheres está associado a um risco aumentado de cancro da mama[63].

O tecido adiposo sintetiza hormonas polipeptídicas, como as adipocinas, que incluem a leptina e a adiponectina. A leptina estimula a proliferação celular e inibe a apoptose, tendo sido associada ao cancro da próstata, do colo-rectal e da mama[64]. A adiponectina tem o efeito oposto ao da leptina no crescimento celular, resultando numa associação inversa com vários tipos de cancro, mas a secreção de adiponectina é suprimida pela insulina e pelos estrogénios[65].

A leptina é uma hormona de 16 kD produzida pelos adipócitos e é conhecida principalmente pelo seu papel no sistema nervoso central dos mamíferos, onde regula a ingestão de alimentos. Os receptores de leptina são expressos em quase todos os tecidos e têm um papel dinâmico em muitos sistemas de órgãos, incluindo a regulação do crescimento do cancro. Os níveis de leptina aumentam drasticamente durante os estados de obesidade e, consequentemente, pensa-se que esta adipocina tem um papel fundamental na interface entre a obesidade e o desenvolvimento do cancro[66]. Os níveis plasmáticos de leptina e a expressão do ARNm do tecido adiposo foram medidos em doentes com cancro. Os doentes com cancro da mama, mas não os doentes com cancro colorrectal, apresentavam níveis plasmáticos e expressão da leptina no tecido adiposo significativamente mais elevados do que os controlos, associados a valores elevados de receptores de estrogénio e progesterona. Estes dados sugerem a possível utilização da leptina como marcador clínico[67]. A adiponectina é conhecida principalmente pelo seu papel na sensibilização à insulina de tecidos como o músculo e o fígado. Há muito tempo que se pensava que actuava através de uma via de sinalização dependente da AMP quinase, mas os novos dados sugerem agora que a adiponectina modula a atividade de uma ceramidase, o que leva à diminuição dos níveis intracelulares de ceramidas, à melhoria da sensibilidade à insulina e à inibição da apoptose[68] (figura 3).

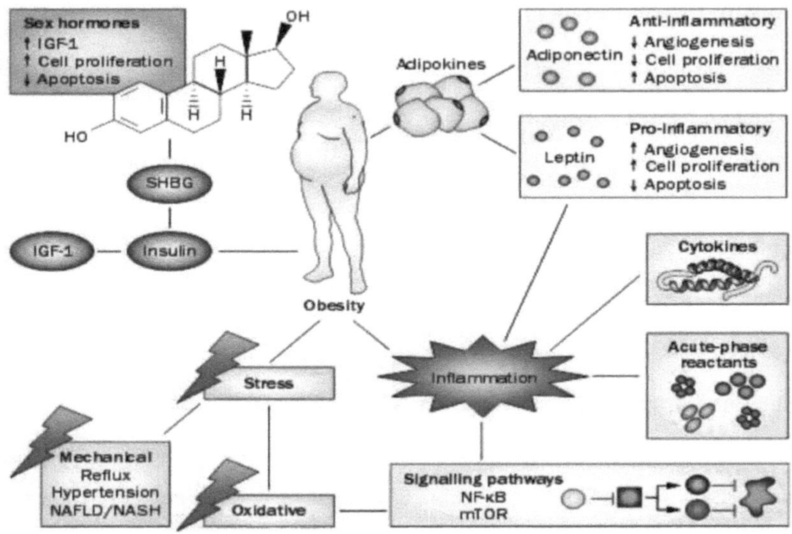

Figura 3: Possíveis mecanismos que ligam a obesidade ao cancro, incluindo a influência das hormonas sexuais, da inflamação, das citocinas, dos reagentes de fase aguda e do stress.

(Abreviaturas: NAFLD, doença hepática gorda não alcoólica; NASH, esteato-hepatite não alcoólica; SHBG, globulina de ligação às hormonas sexuais[69].

Cancros relacionados com a obesidade:

O excesso de massa corporal (obesidade e excesso de peso) é um fator de risco para doenças como a diabetes tipo 2, as doenças cardiovasculares, a hipertensão e vários tipos de cancro; cancro do cólon, do pâncreas, da vesícula biliar, do esófago, do endométrio e da mama[70] .O crescimento e/ou as metástases de tumores como o cancro da mama, da próstata, do ovário, gástrico, renal e do cólon ocorrem predominantemente em resultado dos microambientes ricos em adipócitos em que estes tumores se encontram, e reflectem um papel dos adipócitos na manutenção e progressão do tumor[71] . Além disso, os indivíduos com obesidade correm um risco acrescido de desenvolver cancro do cólon[72] e tanto o índice metabólico basal (IMC) como o aumento de peso estão mais fortemente relacionados com o risco de cancro da mama nas mulheres pós-menopáusicas[73]. Por outro lado, o cancro do revestimento uterino foi o primeiro cancro a ser reconhecido como estando relacionado com a obesidade. Há provas convincentes e consistentes, tanto de estudos de caso-controlo como de estudos de coorte, de que o excesso de peso e a obesidade estão fortemente associados ao cancro do endométrio [74].

Estudos realizados em populações de todo o mundo revelaram que o risco de cancro dos rins é 1,5 a 3 vezes mais elevado em indivíduos com excesso de peso e obesos do que em homens e mulheres com peso normal. É importante notar que o risco de cancro das células renais associado à obesidade parece ser independente da pressão arterial, indicando que a hipertensão e a obesidade podem influenciar o cancro das células renais através de mecanismos diferentes [75]. Além disso, a obesidade aumenta o risco de adenocarcinoma do esófago em 2-3 vezes, mas não está associada a um aumento do risco de carcinoma de células escamosas do esófago [76] . Além disso, os resultados de muitos estudos recentes indicam que a obesidade está associada a um risco quase duas vezes maior de cancro do pâncreas em homens e mulheres [77] . A captação elevada de ácidos gordos livres e o carcinoma hepatocelular - as evidências de estudos epidemiológicos sugerem uma ligação entre a obesidade, manifestada sob a forma de ácidos gordos elevados, e a génese do tumor CHC e o aumento da mortalidade [78] [79] .

Relação entre o metabolismo dos lípidos, dos hidratos de carbono e das proteínas no cancro:

A ligação entre a via glicolítica e a síntese de ácidos gordos através da via das pentoses fosfato (derivação hexose monofosfato), (Figura 4) pouca atenção foi dada à síntese endógena de ácidos gordos e ao cancro humano. Na década de 1950, alguns estudos mostraram níveis elevados de síntese de ácidos gordos nos tecidos tumorais, embora o potencial significado das observações não tenha sido apreciado [80]. A ligação entre a síntese de novo de AG e o bem conhecido aumento da glicólise associado ao tumor (os elevados níveis de glicólise fornecem energia e precursores para a síntese de AG) foi reflectida por um aumento coordenado das actividades das enzimas lipogénicas e glicolíticas [81].

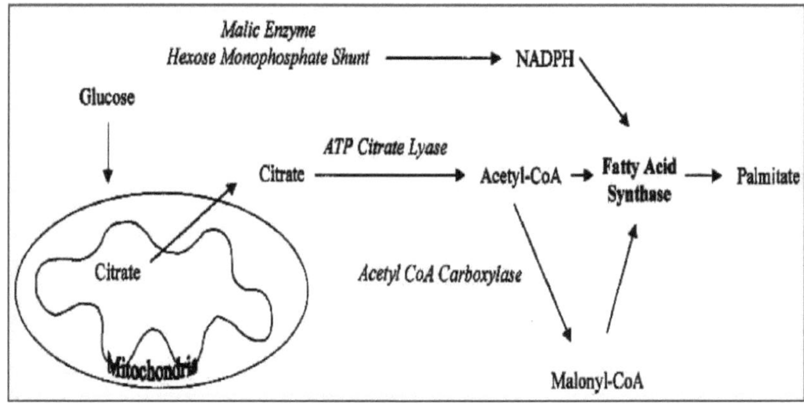

Figura 4: Esquema da síntese de ácidos gordos da glicose ao palmitato. A glicose é convertida em acetil-CoA pela glicólise e em citrato na mitocôndria. O citrato é transportado para o citoplasma e é novamente convertido em acetil-CoA pela citrato liase. Uma parte do acetil-CoA é carboxilada em l-CoA malónico pela acetil-CoA carboxilase, a enzima que determina o ritmo da síntese dos ácidos gordos. A sintase de ácidos gordos

realiza a condensação de acetil-CoA e malonil-CoA para produzir palmitato, um ácido gordo saturado com 16 carbonos, que depende do fosfato de nicotinamida adenina dinucleótido [82].

A síntese de lípidos requer a cooperação da glicólise, do ciclo de Krebs e da derivação das pentoses fosfato. Como o piruvato tem de entrar na mitocôndria neste caso, evita a conversão em lactato e, por conseguinte, não pode contribuir para o ATP derivado da glicólise. Entretanto, foi demonstrado que a glutamina pode ser metabolizada pelo ciclo do ácido cítrico em células cancerígenas e convertida em lactato, produzindo NADPH para a biossíntese de lípidos e oxaloacetato para reabastecer os intermediários do ciclo de Krebs [83]. Várias enzimas lipogénicas utilizam nicotinamida adenina dinucleótido fosfato reduzido (NADPH) e acetil-CoA gerados a partir do metabolismo da glicose e da glutamina, para sintetizar ácidos gordos e seus derivados. Por conseguinte, a lipogénese exacerbada nas células cancerígenas não é apenas causada pela regulação positiva das enzimas metabolizadoras de lípidos, mas está também diretamente associada a outras vias metabólicas comuns e às vias de sinalização celular associadas [84].

Os lípidos e a progressão do cancro:

1- metabolismo lipídico como indutores de células cancerígenas:

O metabolismo das células cancerosas é reprogramado de forma a apoiar a sua rápida proliferação. A síntese elevada de ácidos gordos é uma das aberrações mais importantes do metabolismo das células cancerosas. O aumento da síntese de ácidos gordos é necessário tanto para a carcinogénese como para a sobrevivência das células cancerosas, uma vez que a inibição das principais enzimas lipogénicas abranda o crescimento das células tumorais e prejudica a sua sobrevivência [85]. As taxas elevadas de síntese de lípidos ocorrem através do aumento da expressão de várias enzimas lipogénicas. O aumento da produção de lípidos é fundamental para a sobrevivência das células cancerosas e a expressão de uma enzima lipogénica central, a sintase dos ácidos gordos (FASN), está fortemente correlacionada com a progressão do cancro [9].

Existem amplas provas que sustentam um papel causal da peroxidação lipídica em determinados cancros humanos, incluindo o rim, o fígado e a pele, e em doenças degenerativas. O 4-hidroxinonenal (4-HNE), produto da peroxidação lipídica, representa um dos alcenos lipídicos mais bioactivos e bem estudados, sendo um biomarcador do stress oxidativo e um importante mediador de uma série de vias de sinalização. Os efeitos biológicos do 4-HNE devem-se principalmente à modificação covalente de biomoléculas importantes, incluindo proteínas, ADN e fosfolípidos que contêm grupos amino [86]. O 4-HNE-dG representa o melhor biomarcador dos efeitos genotóxicos do 4-HNE e formou-se preferencialmente na terceira base do códão 249 do gene p53, causando mutação genética e afectando diversos processos biológicos, incluindo a paragem do ciclo celular, a apoptose, a reparação do ADN e a diferenciação [87].

2- Crescimento e proliferação:

A elevada proliferação de células cancerosas requer grandes quantidades de lípidos como blocos de construção das membranas biológicas. A importância da síntese das membranas nas células cancerosas foi realçada pela observação de que a expressão e a atividade da colinquinase, uma enzima necessária para a síntese da fosfatidilcolina e da fosfatidil etanol amina (os principais fosfolípidos presentes nas membranas celulares), estão aumentadas em tumores de vários tecidos e estão correlacionadas com um mau prognóstico [88] .

3- Homeostase energética:

As células cancerosas utilizam grandes quantidades de glucose para fins energéticos e biossintéticos [89], o que resulta numa elevada taxa de produção e secreção de lactato. Isto requer a ativação de mecanismos que equilibram o PH intracelular e pode levar à acidificação do microambiente tumoral [90]. É possível que um dos papéis desempenhados pela síntese de lípidos em algumas células e condições cancerígenas seja o de um sumidouro de carbono para sequestrar o excesso de piruvato e evitar a produção de lactato, mantendo ao mesmo tempo uma taxa glicolítica elevada. Além disso, pode também contribuir para o equilíbrio redox. Os organismos tolerantes à hipoxia utilizam o NADP+, produzido durante a síntese de lípidos, como aceitador de electrões quando o oxigénio não está disponível [91]. Além disso, foi proposto que as células cancerosas hipóxicas podem seguir uma estratégia semelhante [92].

Alguns tipos de tumores apresentam uma maior dependência da oxidação lipídica como principal fonte de energia. Um exemplo disso são os tumores da próstata, que geralmente apresentam uma baixa taxa de utilização da glucose [93], uma maior absorção de ácidos gordos como o palmitato [94] e uma expressão excessiva de algumas enzimas de oxidação B [95]. A FASN desempenha um papel na regulação da homeostase energética, aumentando a respiração celular nas células cancerosas. Demonstrámos que os lípidos sintetizados endogenamente alimentam a oxidação dos ácidos gordos, particularmente durante o stress metabólico, e mantêm a homeostase energética [96]. Além disso, também se demonstrou que a B-oxidação contribui para a produção de ATP e para a resistência ao stress oxidativo nas células do glioblastoma, fornecendo substratos para a produção de NAPDH e glutatião, permitindo às células eliminar as espécies reactivas de oxigénio [97].

4- Funções de sinalização dos lípidos:

A sinalização lipídica é uma parte vital da sinalização celular e pode ocorrer através da ativação de receptores acoplados à proteína G (GPCRs) e de membros de categorias lipídicas como moléculas sinalizadoras e mensageiros celulares. Estes incluem a esfingosina-1-fosfato, o diacilglicerol (DAG), os fosfatos de fosfatidilinositol (PIP), a fosfatidilserina, as prostaglandinas, as hormonas esteróides como o estrogénio, a testosterona, o cortisol e os oxisteróis como o 25-hidroxicolesterol [98] .Outros segundos mensageiros lipídicos incluem o ácido lisofosfatídico (LPA), o ácido fosfatídico (PA) e o diacilglicerol (DAG), que são produzidos pela ação de diferentes fosfolipases. O LPA, que também pode ser produzido pela lisofosfolipase extracelular autotaxina (Tokumura et al., 2002), ativa a proliferação, migração e sobrevivência das células através da ligação a receptores acoplados à proteína G [99].

Os fosfoinositídeos são importantes segundos mensageiros que transmitem sinais dos receptores de factores de crescimento activados para a maquinaria celular. Um dos lípidos mais proeminentes desta classe é o fosfatidilinositol (3,4,5)-trisfosfato. Esta molécula é produzida pela PI3K em resposta à sinalização dos factores de crescimento e medeia o recrutamento e a ativação da serina/treonina quinase Akt. O PIP3 é também o substrato da fosfatase e do homólogo da tensina (PTEN), e o PTEN é um dos genes mais frequentemente mutados ou eliminados no cancro[100]. Além disso, a fosfolipase D (PLD) encontra-se em diversos organismos, desde as bactérias até aos seres humanos, e funciona em múltiplas vias celulares. Tem sido cada vez mais reconhecida como um regulador crítico da proliferação celular e da tumorigénese e a expressão e a atividade da PLD estão elevadas em muitos tipos diferentes de cancros humanos [101].

5- O papel estrutural dos lípidos:

Os lípidos têm funções estruturais importantes que são cruciais para diferentes aspectos do fenótipo transformado. Por exemplo, o colesterol e outros lípidos de membrana são necessários para formar lípidos com funções estruturais importantes. Os fosfolípidos estão frequentemente associados ao cancro e foram identificados em quase todos os tipos de malignidade [102]. Os fosfolípidos são um componente importante de todas as membranas celulares, formando espontaneamente bicamadas lipídicas [103]. O colesterol é um componente importante das membranas biológicas, uma vez que modula a fluidez da bicamada lipídica e também forma microdomínios resistentes aos detergentes, denominados jangadas lipídicas, que coordenam a ativação de algumas vias de transdução de sinais [104] (figura 5).

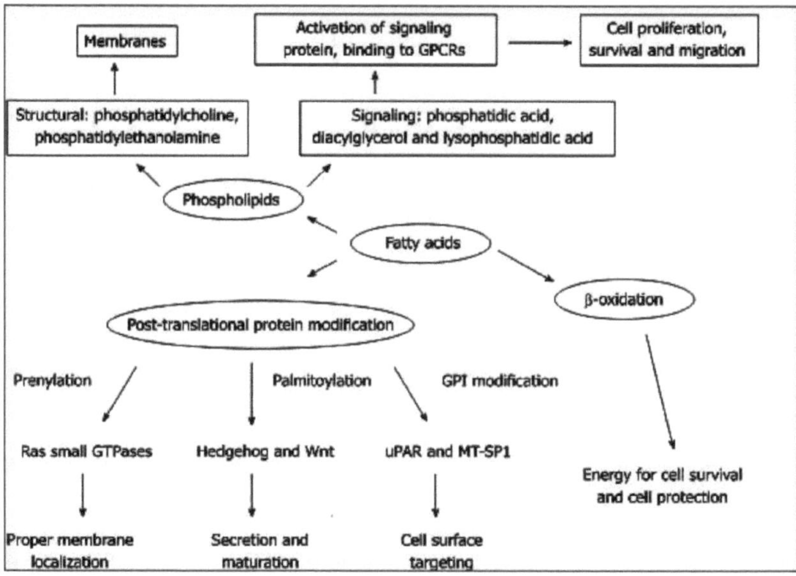

Figura 5: As funções dos lípidos nas células cancerígenas. Os lípidos fornecem às células cancerosas os blocos de construção das membranas, as moléculas de sinalização, as modificações pós-traducionais das proteínas e o fornecimento de energia para apoiar a rápida proliferação celular. (GPCRs: Receptores acoplados à proteína G; uPAR: recetor do ativador do plasminogénio do tipo uroquinase)[105].

6--enzimas do metabolismo dos lípidos e factores de stress:

Em resposta à limitação da glicose, os ácidos gordos podem também ser consumidos através da β-oxidação para fornecer energia de substituição essencial para a sobrevivência das células cancerosas. Foi referido que a estimulação da oxidação dos ácidos gordos é suficiente para manter a sobrevivência das células e protegê-las da morte induzida pela retirada da glicose no glioblastoma com expressão de Akt-over[106]. Em alguns tipos de cancro, como o cancro da próstata, propõe-se que a oxidação dos ácidos gordos seja uma via bioenergética dominante [107].

Ácido gordo sintase (FASN):

O complexo FASN facilita a lipogénese através da síntese de palmitato a partir dos seus componentes de base. A expressão de FASN em tecidos adultos normais é geralmente muito baixa ou indetetável, sendo significativamente regulada e correlacionada com um mau prognóstico em muitos tipos de cancro. Os produtos metabólicos do complexo FASN são rapidamente consumidos pelas células em divisão ativa e dados recentes demonstram que a expressão da FASN é importante para o crescimento e a sobrevivência do tumor, sugerindo que a FASN é um oncogene metabólico [108].

A regulação positiva da expressão do gene da sintase dos ácidos gordos e da atividade biossintética da sintase dos ácidos gordos são acontecimentos moleculares que acompanham a patogénese e a história natural da doença oncológica. Em primeiro lugar, o aumento da expressão do gene da sintase dos ácidos gordos nas lesões cancerígenas precursoras, pré-invasivas e invasivas parece representar um epifenómeno indireto e precoce, que ocorre em resposta a um microambiente que contém regiões de fraca oxigenação e elevada acidez devido à falta de uma angiogénese e/ou fornecimento nutricional adequado. Em segundo lugar, as cascatas de transdução aberrantes, impulsionadas por alterações oncogénicas associadas ao cancro, subvertem os efeitos reguladores negativos dos ácidos gordos circulantes. Em terceiro lugar, o metabolismo dos ácidos gordos endógenos dependente da sintase dos ácidos gordos contribui ativamente para a evolução do cancro, regulando especificamente a expressão, a atividade e/ou a localização celular de proteínas estreitamente relacionadas com a transformação e/ou a progressão malignas[109]. A correlação entre uma FASN elevada e um maior crescimento tumoral é atribuída ao papel da atividade da FASN na síntese de fosfolípidos. Está demonstrado que a atividade da FAS conduz à síntese de fosfolípidos no retículo endoplasmático (RE), promovendo a homeostase do RE e, consequentemente, a sobrevivência celular [111]. Por último, alguns cancros, incluindo o da mama e o da próstata [112], apresentam uma expressão aumentada de FASN, o que sugere que a síntese de ácidos gordos desempenha um papel importante na patogénese do cancro [8].

Complicações lipídicas e do cancro:

1- Metástases:

A migração celular dirigida requer a ativação coordenada de vários processos: polarização e alongamento das células, formação de saliências celulares e fixação a componentes da MEC, e contração do corpo celular para gerar uma força para o movimento do corpo celular na direção do bordo de ataque [113]. A migração celular é induzida em resposta a factores pró-migratórios, incluindo factores de crescimento e quimiocinas, mas também por lípidos de sinalização, como as prostaglandinas (Figura 6).

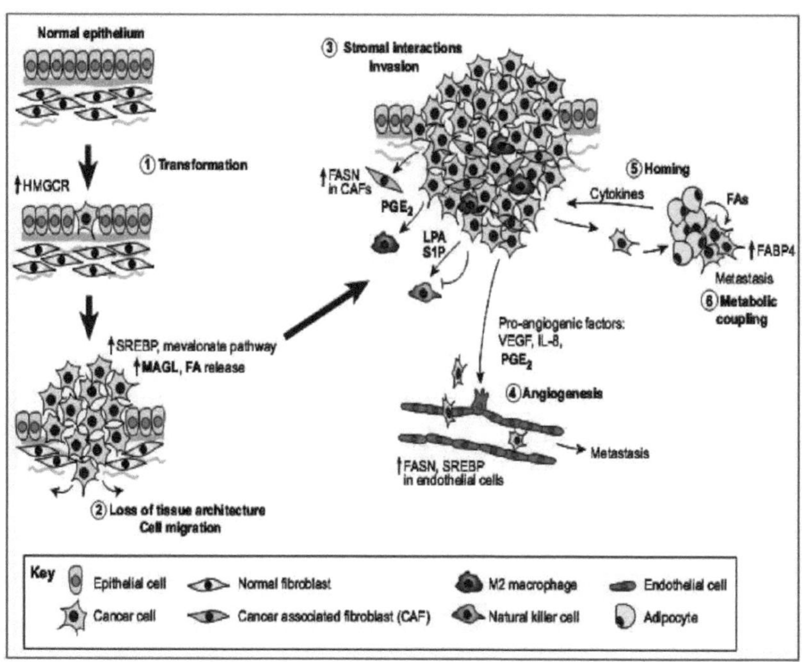

Figura 6: O papel dos lípidos no microambiente tumoral. Os lípidos desempenham papéis importantes durante o início do tumor e a progressão da doença. A ativação de SREBP e a indução de enzimas da via do mevalonato estão envolvidas na rutura da arquitetura normal dos tecidos, e a libertação de FAs por MAGL pode promover a migração das células cancerosas (fase 2)[114].

A hiperlipidemia é um fator de risco de metástases linfáticas de cancro precoce no trato gastrointestinal superior. No sangue ou no fluido intestinal, a maior parte do colesterol e dos triglicéridos existe num complexo lipoproteico com apoproteínas, e a principal função do colesterol sérico é atribuída às lipoproteínas de baixa densidade (LDL), que podem ter vários efeitos na biologia tumoral. A proliferação de algumas células tumorais é parcialmente dependente do colesterol LDL exógeno, possivelmente através dos receptores LDL[115]. Foi demonstrado que a inibição farmacológica da hidroxi-3-metil glutaril coenzima A redutase (HMG CoA redutase) inibe o crescimento de algumas células cancerosas, tanto in vitro[116] como in vivo[117]. Foi também demonstrado que os inibidores da HMG CoA redutase inibem seletivamente a fase de invasão das células cancerosas pancreáticas humanas[118].

2--O tecido adiposo como indutor de hipóxia:

A rápida proliferação e expansão celular do tecido adiposo também induzem hipoxia, que desencadeia a angiogénese compensatória, de modo a que as limitações no fornecimento de nutrientes e oxigénio possam ser ultrapassadas[120]. À semelhança do que se verifica no crescimento tumoral, a hipóxia no tecido adiposo que ocorre no contexto da obesidade induz a expressão do fator de transcrição HIFla, que regula uma via profibrótica que envolve proteínas da matriz extracelular e citocinas pró-inflamatórias (como a IL6, o fator de necrose tumoral [TNF] e a quimiocina 2 com motivo CC)[121] Genes induzidos pela hipóxia envolvidos em processos muito diversos na biologia dos lípidos. Os exemplos incluem moléculas com funções na formação de gotículas lipídicas, biossíntese de prostaglandinas, sistemas de sinalização lipídica e processos sintéticos [122].

3- Alterações do tecido adiposo na caquexia:

A caquexia é geralmente a causa de morte em casos de doença maligna avançada, uma síndrome multifacetada que descreve a perda de massa corporal em resultado do catabolismo acelerado da gordura e do músculo esquelético e da anorexia. Não se refere simplesmente a uma perda de peso corporal [123] e pode ser diferenciada da sarcopénia (perda de músculo esquelético induzida pela idade) e da inanição (perda de massa corporal por deficiência de nutrientes e perda preferencial de tecido adiposo) [124].

A perda de tecido adiposo na caquexia deve-se principalmente a um aumento da lipólise, uma vez que existe um aumento da renovação do glicerol e dos ácidos gordos livres (AGL) em comparação com indivíduos normais (figura 9)[125]. Os adipócitos de indivíduos caquéticos também mostram um aumento de duas a três vezes na resposta ao péptido natriurético, que é atenuado pela inibição da lipase sensível às hormonas (HSL), mas não há aumento na taxa lipolítica basal[126].Em muitos casos de caquexia por cancro, a maior proporção de perda de peso é causada pela depleção de gordura corporal[127].

Cerca de metade de todos os doentes com cancro apresentam uma síndrome de caquexia, caracterizada pela perda de tecido adiposo e de massa muscular esquelética. Estes doentes têm um tempo de sobrevivência reduzido, em comparação com o tempo de sobrevivência dos doentes sem perda de peso [128]. O triglicérido nos adipócitos, que representa o principal armazenamento de gordura, é mobilizado por hidrólise para glicerol e ácidos gordos livres que são libertados para o plasma (figura 9). Não houve diferenças significativas na cinética do glicerol e dos ácidos gordos no corpo inteiro entre os doentes com peso estável e os voluntários normais, mas os doentes com perda de peso apresentaram taxas significativamente elevadas de libertação no plasma de glicerol e de ácidos gordos livres [129] .

Factores tumorais e do hospedeiro que influenciam a massa adiposa na caquexia:

O fator mobilizador de lípidos (LMF), segregado por tumores caquexigénicos, actua estimulando diretamente a lipólise através de um processo mediado por AMP cíclico [130]. Este material actua diretamente no tecido adiposo de uma forma semelhante às hormonas lipolíticas [131] . Além disso, a produção parece estar relacionada com a massa tumoral, uma vez que se verificou que os níveis séricos de LMF estavam reduzidos em doentes com cancro que responderam à quimioterapia [132].

O fator de necrose tumoral-a (TNF) é uma citocina inicialmente descrita como um fator induzido por endotoxinas que provoca a necrose de tumores e que, posteriormente, se revelou idêntica à caquexina[133] . A capacidade do TNF para induzir caquexia in vivo levou naturalmente a uma avaliação exaustiva do seu papel na homeostase energética. A expressão do TNF no tecido adiposo está aumentada nos roedores obesos e nos seres humanos e está positivamente correlacionada com a adiposidade e a resistência à insulina. Os níveis plasmáticos de TNF foram positivamente correlacionados com a obesidade e a resistência à insulina nalguns estudos, mas não noutros[134] .

O TNE-α induz a secreção de interleucinas-6 (IL-6) e sinergiza com ela em muitas das suas acções, por exemplo, ambas estimulam outras citocinas numa cascata, que tem componentes pró-inflamatórios e anti-inflamatórios. As provas do papel da IL-6 no desenvolvimento da caquexia do cancro provêm principalmente de estudos que utilizaram o adeno-carcinoma murino do cólon-26, em que o aumento dos níveis de IL-6 se correlacionou com o desenvolvimento de caquexia e o tratamento com um anticorpo neutralizante da IL-6, mas não do TNF- ou do interferão (IFN), atenuou o desenvolvimento da perda de peso e outros parâmetros-chave da caquexia [135].

Prevenção do cancro:

Dieta lipídica:

Entre os factores alimentares que têm sido sugeridos como factores de risco de cancro, talvez nenhum tenha atraído tanta atenção como a ingestão de gorduras alimentares. Alguns dos primeiros relatos de que o regime alimentar pode modular o risco de cancro provêm de estudos com roedores, que indicam que a alteração da composição da gordura da dieta pode modificar a taxa e o número de vários tumores que se podem desenvolver[136]. Os estudos encontraram associações positivas entre vários tipos de cancro, como o cancro da próstata[137] , o cancro do ovário[138] , o cancro da mama[139] , o cancro do cólon[140] , etc., e a ingestão de alimentos com níveis elevados de gorduras saturadas, como a carne vermelha, os ovos e os produtos lácteos. Até agora, é geralmente aceite que os ácidos gordos cis-mono insaturados MUFA e os ácidos gordos poli-insaturados PUFA estão inversamente associados ao aumento do risco de cancro, enquanto os ácidos gordos saturados SFA e os ácidos gordos poli-insaturados ómega 3 PUFA estão associados ao desenvolvimento de cancro[142].

Seguem-se exemplos de dietas (que devem ou não ser consumidas).

Ácidos gordos monoinsaturados:

Verificou-se que a incidência de cancro nos países mediterrânicos, onde a principal fonte de gordura é o azeite, é menor do que noutras zonas do mundo. Estes efeitos podem dever-se ao principal AGMI do azeite, o ácido oleico, e a certos compostos menores, como o esqualeno e os compostos fenólicos[143]. Estudos recentes mostraram também que o óleo de canola, com um elevado teor de AGMI, o ácido oleico, pode diminuir significativamente a incidência de cancro do cólon e da mama[144]. Foi demonstrado que o consumo de ácidos gordos ómega 3 pode retardar o crescimento de xenoenxertos de cancro, aumentar a eficácia da quimioterapia e reduzir os efeitos secundários da quimioterapia ou do cancro[145]. Foi demonstrado um contraste semelhante no modelo de cancro da mama do rato, em que as dietas que contêm uma elevada proporção de ácidos gordos n-6 (n-6 FA) estimulam o crescimento de tumores induzidos por carcinogéneos, ao passo que a adição à dieta de óleos de peixe ricos em FA de cadeia longa n-3 provoca um efeito oposto [146] .

Ácidos gordos poli-insaturados:

Cada vez mais evidências de estudos em animais e in vitro indicam que as populações que ingerem quantidades elevadas de ácidos gordos ómega 3 nas suas dietas têm menor incidência de cancros da mama, do cólon e, talvez, da próstata [147] . Os PUFA n-3 da dieta podem exercer uma ação anticarcinogénica alterando a composição dos fosfolípidos da membrana celular, inibindo o metabolismo dos aminoácidos (AA) e diminuindo os eicosanóides derivados dos AA, bem como modulando a expressão e a função de numerosos receptores, factores de transcrição e moléculas de sinalização derivadas dos lípidos [148].Foi demonstrado que as dietas que contêm ácidos gordos n-6 induzem o cancro da mama em estudos experimentais[149].Ácido gordo n-6 Os ácidos gordos n-6 actuam como inibidores competitivos dos ácidos gordos n-6 e n-3 no metabolismo das gorduras, tendo sido demonstrado que o efeito estimulador ou inibidor dos ácidos gordos n-6 ou n-3 na carcinogénese mamária experimental é anulado pela adição do outro tipo de ácido gordo[150].

Estudos experimentais mostram que a adição de AG n-6 estimula o crescimento de células de cancro da mama humano em cultura e que os suplementos alimentares de óleo de milho (rico em AG n-6) estimulam o crescimento e as metástases em explantes de cancro da mama humano em ratos imunodeprimidos[151]. Um rácio mais elevado de PUFAs ómega 6/ómega 3 contribui para muitas doenças, incluindo cancro, doenças cardiovasculares e inflamação. Reduzir o rácio ómega 6/ómega 3 PUFAs pode ajudar a diminuir o risco de início e desenvolvimento de cancro, estabelecendo um modelo de ratinho knockout de fosfatase específica da próstata e homólogo de tensão (PTEN), e o resultado demonstrou que um rácio dietético de ómega 6/ómega 3 PUFA inferior a 5 foi eficaz na supressão do crescimento tumoral e no prolongamento da vida dos animais[152].

Tratamentos que visam a via do metabolismo lipídico no cancro

O tratamento de uma variedade de linhas celulares com inibidores da síntese de ácidos gordos; FAS induz o stress ER do retículo endoplasmático nas células tumorais, induzindo a morte celular[154] e inibindo a síntese de ácidos gordos[155]. O tratamento de células de cancro do ovário humano com um inibidor sintético de FAS (C93) levou à ativação da proteína quinase activada por AMP (AMPK) e à morte celular. Além disso, o tratamento de ratinhos portadores de xenoenxertos com C93 também teve um efeito antitumoral significativo, provocando uma redução do crescimento e do volume do tumor [156]. O oncogene metabólico é um importante fator de crescimento e sobrevivência do tumor, o que o torna um alvo atraente para a terapia do cancro. Os primeiros inibidores de FASN de pequenas moléculas, como a cerulenina, o C75 e o orlistato, demonstraram induzir a apoptose em várias linhas celulares cancerosas e atrasar o crescimento tumoral em vários modelos de xenoenxertos de cancro, mas o seu mecanismo ainda não é bem compreendido [157].O inibidor da FAS C75 demonstrou recentemente reduzir significativamente a proliferação celular e induzir a apoptose em linhas celulares de carcinoma de células claras do ovário[158] e foi atribuído à regulação negativa da via de sinalização oncogénica da fosfoinositídeo-3-quinase (PI3K)[159].

Vários medicamentos anticancerígenos têm por base lípidos ou são eficazes em termos da sua capacidade de regular o metabolismo dos lípidos. Muitos fármacos anticancerígenos, como a citarabina, a daunorrubicina, a doxorrubicina, o etoposido, a fludarabina, a irinotecn, o paclitaxel, o tamoxifeno, o taxol, a vinblastina e a vincristina, podem ter impacto na acumulação de ceramidas induzindo a ceramida sintetase para catalisar a síntese de novo de ceramidas ou activando a esfingomielinase para catalisar a gradação da esfingomielina. Com base na estrutura da ceramida, os análogos da ceramida, como os ceramidoides, a 4,6-dieno-ceramida e o C16-serinol, são também utilizados como fármacos anticancerígenos[160]. Um estudo recente demonstrou que a dieta cetogénica (rica em ácido linoleico; LAs, e pobre em hidratos de carbono e proteínas) melhorou as respostas à radioquimioterapia em xenoenxertos de cancro do pulmão através de um mecanismo que pode envolver um aumento do stress oxidativo[161]. Além disso, o CL contendo LA é uma fonte abundante de 4-HNE em condições de stress oxidativo e predispõe as células cancerosas a sofrerem apoptose. Por conseguinte, estes resultados sugerem que a dieta cetogénica (rica em PUFAs, ou seja, ácido docosahexaenóico; DHA, LA e ácido araquidónico), poderia servir como um adjuvante eficaz para melhorar as respostas às radioquimioterapias no tratamento de cancros através de um mecanismo que liga a formação mitocondrial de 4-HNE, o stress oxidativo e a peroxidação lipídica[86]. Em tratamentos recentes, os cientistas utilizaram determinadas substâncias químicas que inibem o crescimento do cancro através da inibição de enzimas do metabolismo lipídico (quadro 1), como o inibidor da acetil-CoA[162]. Uma enzima-chave que liga o metabolismo da glicose à síntese lipídica é a ATP citrato liase (ACL), que catalisa a conversão do citrato em acetil-CoA citosólico. A inibição da ACL por RNAi ou pelo inibidor químico SB-204990 limita a proliferação in vitro. Os mesmos tratamentos também reduzem o crescimento tumoral in vivo e induzem a diferenciação (R109) [36], inibidor de monoacilgliceróis (MAGL) JZL184 e RNAs de grampo curto que têm como alvo (MAGL) devido à sua importância na hidrólise de monoacilgliceróis (MAGs) para libertar glicerol e um ácido gordo livre[15].

Trabalhos recentes sugerem que um mecanismo de repressão do SREBP-1 que impede a proliferação de células cancerígenas é através da perda de dessaturação de FA, ou seja, causando lipotoxicidade devido a níveis anormalmente elevados de FAs saturados. A inibição de SREBP por 25-HC, fatostatina e FGH10019 provoca uma diminuição da expressão dos genes alvo SREBP-1 e SREBP-2 e reduz significativamente o crescimento celular numa variedade de linhas celulares cancerígenas[163].A hidroxi-3-metilglutarilcoenzima A redutase (HMGCR) é o alvo de uma classe de medicamentos para baixar o colesterol conhecidos como estatinas. As estatinas apresentam uma atividade anti-proliferativa em várias linhas de células cancerosas, com os efeitos descritos que vão desde a paragem do ciclo celular (por exemplo, em células de cancro da mama)[164], até à apoptose[165]. As estatinas podem reduzir o risco de cancro do esófago, cancro colorrectal, cancro gástrico, carcinoma hepatocelular e, possivelmente, cancro da próstata. Número de estatinas que se encontram no mercado: atorvastatina, fluvastatina, lovastatina, pitavastatina, pravastatina, rosuvastatina e sinvastatina.

Quadro 1: Exemplos de inibidores químicos de enzimas lipídicas que podem reduzir a disponibilidade de ácidos gordos.

	Medicamento (inibidor)	Enzimas lipídicas	Comentários	Referências
1	LY2940	ACLY	Inibidor da PI3K	[28]
2	Metform AICA	ACC	Indireta, ativa AMPK, aprovado pela FDA	[166] [167] [168]
3	Tiazolidinedionas (TZDs)	ACS	Específico para SL4, também ativa PPARg , aprovado pela FDA	[169]
4	Orlistato Flavonóides Epigalocatequina-3-galato (EGC	FASN	-Aprovado pela FDA - De ocorrência natural - encontrado no chá verde	[109]

| 5 | **Fatostatina FGH10019** | SREBP | Inibe o processamento de SREBP-1 e SREBP-2 | [163] |

Conclusão e perspectivas futuras:

O cancro é uma doença em que as células se dividem de forma irregular e, para poderem crescer e proliferar em grande número num curto espaço de tempo, adquirem qualidades diferentes das células normais. As alterações da expressão e da atividade das enzimas metabolizadoras dos lípidos são diretamente reguladas pela atividade dos sinais oncogénicos. A dependência das células tumorais do metabolismo lipídico desregulado sugere que as proteínas envolvidas neste processo são excelentes alvos quimioterapêuticos para o tratamento do cancro. A obesidade é considerada um fator de gravidade na incidência do cancro, que actua como indutor de tipos específicos de cancro, como o cancro do cólon, da mama e do endométrio [170]. O metabolismo dos lípidos é complexo, a maioria das enzimas do metabolismo dos lípidos tem múltiplas isoformas e estas podem estar associadas a diferentes processos metabólicos dos lípidos e podem ter diferentes localizações celulares ou distribuições nos tecidos. O efeito do bloqueio de componentes individuais das vias envolvidas na biossíntese, absorção ou remodelação dos lípidos tem de ser avaliado não só no contexto da proliferação e sobrevivência das células cancerosas, mas também no contexto mais complexo da migração, invasão, angiogénese tumoral e formação de metástases. Por conseguinte, o êxito das terapias pode depender da compreensão das anomalias metabólicas específicas e do papel dos lípidos em determinados tipos de cancro.

Referências

1- Institutos Nacionais do Cancro (NCI) ". Sobre o cancro". Recuperado em 2015.

2- Sociedade Americana do Cancro (ACS). "História do cancro". Recuperado em 2014.

3- Sudhakar A. História do cancro, métodos de tratamento antigos e modernos. J Cancer Sci Ther, 2009; 1(2): 1-4.

4- Organização Mundial de Saúde" (OMS)". "Ficha informativa sobre o cancro N°297". 2014.

5- Sociedade Americana do Cancro (ACS). "Sobre a prevalência do cancro". Recuperado em 2015.

6- Tania M, Khan MA, Song Y. Associação do metabolismo lipídico ao cancro do ovário. Curr. Oncol, 2010; 17: 6-11.

7- Prasad S K. Biochemistry of Lipids (Bioquímica dos Lípidos). Editora Discovery: Nova Deli, DEL, Índia, 2010.

8- Menendez JA, Lupu R. Fatty acid synthase and the lipogenic phenotype in cancer pathogenesis. Nat. Rev. Cancer,2007;7:763-77.

9- Zaidi N , Lupien L, Kuemmerle NB, Kinlaw WB, Swinnen JV, et al. Lipogénese e lipólise: as vias exploradas pelas células cancerosas para adquirir ácidos gordos. Prog. Lipid Res,2013; 52: 585-58.

10- Swierczynski J, Hebanowska A, Sledzinski T. Papel do metabolismo lipídico anormal no desenvolvimento, progressão, diagnóstico e terapia do cancro do pâncreas. World J Gastroenterol,2014 ; 20(9): 2279-303.

11- Currie E, Schulze A, Zechner R, Walther C T, Robert V , Farese Jr . Metabolismo celular dos ácidos gordos e cancro. 2013. Correspondência: bfarese@gladstone.ucsf. eduhttp://dx.doi.org/10.1016/j.cmet.2013.05.017

12- Medes G, Thomas A, Weinhouse S. Metabolismo do tecido neoplásico. IV. estudo da síntese de lípidos em fatias de tecido neoplásico in vitro. Cancer Res,1953;13: 27-29.

13- 13- Ookhtens M, Kannan R, Lyon I, Baker N . Contribuições do fígado e do tecido adiposo para os ácidos gordos recém-formados num tumor de ascite. Am. J. Physiol,1984; 247: R146-R153.

14- Nieman K M, Kenny H A, Penicka C V, Ladanyi A, Buell-Gutbrod R , Zill-hardt M R,Romero I L, Carey M S, Mills G B, Hotamisligil G S ,et al . Os adipócitos promovem as metástases do cancro do ovário e fornecem energia para o rápido crescimento do tumor. Nat. Med,2011;17: 1498-503.

15- Tennant DA, Duran RV, Gottlieb E. Targeting metabolic transformation for cancer therapy. Nat Rev Cancer, 2010; 10: 267-77.

16- Mashima T, Seimiya H, Tsuruo T. De novo fatty-acid synthesis and related pathways as molecular targets for cancer therapy. Br J Cancer, 2009; 100: 1369-72.

. 17- Hiatt A R, Friedman G D, Bawol R D, Ury H K .Breast cancer and serum cholesterol. J. Natl Cancer Inst,1982; 68 :885 - 89.

18- Gaziano J, Hennekens C H . Dietary fat and risk of prostate cancer, J. Natl Cancer Inst, 1995; 87 : 1427 - 28.

19- Howe GR, Aronson KJ, Benito E, Castelleto R, Cornee J, Duffy S, et al. The relationship between dietary fat intake and risk of colorectal cancer. evidence from the combined analysis of 13 case-control studies, Cancer Causes Control, 1997; 8 :215 - 28.

20- Chang TY, Chang CC, Ohgami N, Yamauchi Y .Cholesterol sensing, trafficking, and esterification. Annu Rev Cell Dev Biol,1006;25: 129-157 .

21- Yue S, Li J, Lee SY, Lee HJ, Shao T, et al. A acumulação de ésteres de colesterilo induzida pela perda de PTEN e pela ativação de PI3K/AKT está subjacente à agressividade do cancro da próstata humano. Cell Metab, 2014; 19: 393-406.

22- Iorio E, Mezzanzanica D, Alberti P, Spadaro F, Ramoni C, et al. Alterações do metabolismo dos fosfolípidos de colina na progressão do tumor do ovário. Cancer Res,2005; 65: 9369-76.

23- Ross J, Najjar AM, Sankaranarayanapillai M, Tong WP, Kaluarachchi K, et al. A inibição da sintase de ácidos gordos resulta numa queda da fosfocolina detetável por ressonância magnética. Mol Cancer Ther, 2008; 7: 2556-65.

24- Bengoechea-Alonso MT, Ericsson. SREBP na transdução de sinal do metabolismo do colesterol e mais além. Curr. Opin. Cell Biol, 2007; 19: 21522.

25- Verhoeven ,G. Androgens and increased lipogenesis in prostate cancer. Cell biologic and clinical perspectives, Verh K Acad Geneeskd Belg,2002; 64: 189-95.

26- Mukherjee A, Wu J, Barbour S, Fang X. O ácido lisofosfatídico ativa as vias lipogénicas e a síntese de novo de lípidos em células de cancro do ovário. J Biol Chem. 2012 ; 20;287(30):24990-5000.

27- Wang G, Zhang X, Lee JS, Wang X, Yang ZQ, et al. O fator ERLIN2 do retículo endoplasmático regula o conteúdo lipídico citosólico em células cancerígenas. Biochem J. 2012; 15;446(3):415-25.

28- Migita T, Narita T, Nomura K, Miyagi E, Inazuka F, et al. ATP citrato liase: ativação e implicações terapêuticas no cancro do pulmão de células não pequenas. Cancer Res. 2008; 68: 8547-54,

29- Martel P M, Bingham CM , McGraw CJ , Baker CL , Morganelli PM , et al. S14 protein in breast cancer cells: direct evidence of regulation by SREBP-lc, super induction with progestin, and effects on cell growth. Exp Cell Res, 2006; 312: 278-88.

30- Guo D, Prins R M, Dang J, Kuga D, Iwanami A, et al. A sinalização do EGFR através de uma via dependente de Akt-SREBP-1 e resistente à rapamicina sensibiliza os glioblastomas para a terapia antilipogénica. Sci,2009; Signal.2, ra82.

31- Cully M, You H, Levine AJ , Mak TW .Beyond PTEN mutations: the PI3K pathway as an integrator of multiple inputs during tumorigenesis. Nat Rev Cancer,2006; 6: 184-192 .

32- Stansbie D ,Brownsey RW, Crettaz M , Denton RM .Acute effects in vivo of anti-insulin serum on rates of fatty acid synthesis and activities of acetyl- coenzyme A carboxylase and pyruvate dehydrogenase in liver and epididymal adipose tissue of fed ratBio- chem J,1976; 160: 413-416.

33- Berwick DC, Hers I, Heesom KJ, Moule SK, Tavare JM: A identificação da ATP-citrato liase como substrato da proteína quinase B (Akt) em adipócitos primários. J Biol Chem, 2002; 277: 33895-900.

34- Porstmann T, Griffiths B, Chung YL, Delpuech O, Griffiths JR, et al. PKB / Akt induz a transcrição de enzimas envolvidas na biossíntese de colesterol e ácidos gordos através da ativação de SREBP. Oncogene,2005; 24: 646581.

35- Pauer D E, Hatzivassiliou G, Zhao F, Andreadis C, Thompson C B . A ATP citrato liase é um componente importante do crescimento e da transformação celular. Oncogene,2005;24: 6314-22.

36- Hatzivassiliou G, Zhao F, Bauer D E, Andreadis C , Shaw A N, et al. A inibição da ATP citrato liase pode suprimir o crescimento das células tumorais. Cancer Cell,2005;8:311-21.

37- Zu X Y, Zhang QH, Liu JH, Cao RX, Zhong J, et al. Inibidores da ATP citrato liase como novos agentes terapêuticos do cancro. Recente Pat Anticancer Drug Discov, 2012;7: 154-67.

38- Swinnen JV, Ulrix W, Heyns W, Verhoeven G . Regulação coordenada da ex - pressão de genes lipogénicos por androgénios: Evidências de um mecanismo em cascata que envolve a ligação de elementos reguladores de esteróis, Àâproteins. Proc Natl Acad Sci U S A, 1997 ; 94: 12975-80.

39- Alban C, Baldet P, Douce R . Localização e caraterização de duas formas estruturalmente diferentes de acetil-CoA carboxilase em folhas jovens de ervilha, uma das quais é sensível ao herbicida ariloxifenoxipropionato. Biochemical Journal, 01 de junho de 1994, 300 (2)

557-65.

40- Brownsey RW, Boone AN, Elliott JE, Kulpa JE, Lee WM. Regulação da acetil-CoA carboxilase. Biochem Soc Trans, 2006; 34: 223-27.

41- Zhou W, Tu Y, Simpson P J, Kuhajda F P . A inibição da malonil-CoA descarboxilase é seletivamente citotóxica para as células do cancro da mama humano. Onco- gene, 2009; 28: 2979-87.

42- Young M E, Gary W G, Jun Y, Patrick G ,Christopher R. W, et al, Regulation of cardiac and skeletal muscle malonyl-CoA decarboxylase by fatty ac- ids. Am J Endocrinol Metab, 2001; 280: E471-E479.

43- - Wu Z, Daniels G, Peng Lee , Mónaco E M . Metabolismo lipídico no cancro da próstata. Am J Clin Exp Urol ,2014;2(2): 111-120.

44- Zaytseva Y Y, Rychahou PG, Gulhati P, Elliott VA, Mustain WC, et al. A inibição da sintase do ácido fetílico atenua a sinalização associada ao CD44 e reduz as metástases no cancro colo retal. Cancer Res, 2012; 72: 1504-17.

45- Chen J . Várias vias de sinalização no cancro associado à obesidade. Obes. Rev,2011; 12 : 1063-70.

46- Coleman RA , Lee DP. Enzimas da síntese de triacilg - licerol e sua regulação. Prog Lipid Res, 2004; 43: 134-176.

47- Paton C M, Ntambi J M . Função bioquímica e fisiológica da estearoil-CoA dessaturase. Am. J. Physiol. Endocrinol. Metab,2009; 297 : E28-E37.

48- Moore S, Knudsen B, True LD, Hawley S, Etzioni R, Wade CL , Gifford D, Coleman I , Nelson PS .Loss of stearoyl-CoA desaturase expression is a frequent event in prostate carcinoma. Int J Cancer, 2005; 114: 563-571.

49- Fritz V, Benfodda Z, Rodier G, Henriquet C, Iborra F, et al . Abrogation of De novo Lipogenesis by Stearoyl-CoA Desaturase 1 Inhibition Interferes with Oncogenic Signaling and Blocks Prostate Cancer Progression in Mice. Mol Cancer Ther ,2010;9: 1740-54.

50- Santos R C, Schulze A . Metabolismo lipídico no cancro. FEBS Journal, 2012;279:2610-23.

51- Swinburn BA, Sacks G, Hall KD, McPherson K, Finegood DF, et al. A pandemia global de obesidade: moldada por factores globais e ambientes locais Lancet, 2011; 378 (9793): 804-814.

52- Organização Mundial de Saúde (OMS) "Measuring obesity F classification and description of anthropometric data" Copenhaga, (1989).

53- Organização Mundial de Saúde (OMS)" Obesidade e excesso de peso". Ficha informativa n.º 311, (2014) .

54- Wajchenberg B L . Tecido adiposo subcutâneo e visceral: a sua relação com a síndrome metabólica. Endocr. Rev,2000; 21 : 697-738 .

55- Park J , Scherer P E . A endotrofina derivada de adipócitos promove a progressão de tumores malignos. J. Clin. Invest,2012; 122: 4243-4256.

56- Park J, Euhus D M, Scherer P E . Paracrine and endocrine effects of adipose tissue on cancer development and progression (Efeitos parácrinos e endócrinos do tecido adiposo no desenvolvimento e progressão do cancro). Endocr. Rev, 2011;32: 550-570.

57- Samani A A, Yakar S, LeRoith D, Brodt P . The role of the IGF system in cancer growth and metastasis: overview and recent insights. Endocr. Rev,2007; 28: 20-47 .

58- Fogarty A W, Glancy C, Jones S, Lewis SA, McKeever TM, et al .A prospective study of weight change and systemic inflammation over 9 y. Am. J. Clin. Nutr,2008; 87 : 30-35, (2008) .

59- Pugeat M, Crave JC, Elmidani M, Nicolas MH, Garoscio-Cholet M, et al. Fisiopatologia da globulina de ligação às hormonas sexuais (SHBG): relação com a insulina. J. Steroid Biochem. Mol. Biol,1991;40: 841-849 .

60- Calle E E, Kaaks R .Overweight, obesity and cancer. epidemiological evidence and proposed mechanisms. Nat. Rev. Cancer, 2004; 4: 579-91.

61- Santen R J, Brodie H, Simpson E R, Siiteri P K, Brodie A . História da aromatase: saga de um importante mediador biológico e alvo terapêutico. Endocr. Rev,2009; 30 :343-75 .

62- Bulun S E, Chen D, Moy I, Brooks D C, Zhao H . Aromatase, cancro da mama e obesidade: uma interação complexa. Tendências Endocrinol. Metab,2012; 23 : 83-89.

63- Key T, Appleby P, Barnes I, Reeves G. Endogenous sex hormones and breast cancer in postmenopausal women: reanalysis of nine prospective studies (Hormonas sexuais endógenas e cancro da mama em mulheres pós-menopáusicas: reanálise de nove estudos prospectivos). J. Natl Cancer Inst, 2002; 94 : 606-16.

64- Renehan A G, Roberts D L, Dive C .Obesity and cancer: pathophysiological and biological mechanisms. Arch. Physiol. Biochem, 2008;114: 71-83.

65- Dalamaga M, Diakopoulos K N, Mantzoros C S .The role of adiponectin in cancer: a review of current evidence. Endocr. Rev, 2012; 33: 547-94.

66- Chia V M, Newcomb PA, Lampe JW, White E, Mandelson MT, et al. Leptin concentrations, leptin recetor polymorphisms, and colorectal adenoma risk. Cancer Epidemiol. Biomarkers Prev,2007; 16: 2697-703.

67- TESSITORE L, VIZIO B, JENKINS O, STEFANO E D I, RITOSSA C, ARGILES J M, BENEDETTO M, MUSSA A . Leptin expression in colorectal and breast cancer patients. JORNAL INTERNACIONAL DE MEDICINA MOLECULAR, 2000 ; 5 : 421-26.

68- Holland W L, Miller RA, Wang ZV, Sun K, Barth BM, et al . A ativação da atividade da ceramidase mediada pelo recetor inicia as acções pleiotrópicas da adiponectina. Nat. Med,2011; 17 :55-63 .

69- Tao W, Lagergren J. Gestão clínica de doentes obesos com cancro. Nat. Rev. Clin. Oncol,2013: 10: 519-33.

70- Parkin DM , Boyd L . Cancros atribuíveis ao excesso de peso e à obesidade no Reino Unido em 2010 Br J Cancer ,2011;105 : S34-S37.

71- Nieman K M, Romero I L, Van Houten B , Lengyel E . O tecido adiposo e os adipócitos apoiam a tumorigénese e as metástases. Biochim. Biophys. Ata,2013; 1831: 1533-41.

72- Yehuda-Shnaidman E, Schwartz B .Mechanisms linking obesity, inflammation and altered metabolism to colon carcinogenesis. Obes. Rev,2012; 13 : 1083-95.

73- Feigelson H S, Jonas C R, Teras L R, Thun M J, Calle E E . Ganho de peso, índice de massa corporal, terapia de reposição hormonal e cancro da mama pós-menopausa num grande estudo prospetivo. Cancer Epidemiol. Biomark. Prev,2004;13: 220-24 .

74- Kaaks R, Lukanova A, Kurzer M A . Obesity, endogenous hormones, and endometrial cancer risk: a synthetic review. Cancer Epidemiol. Biomark. Prev,2002; 11 :1531-43 .

75- Chow W H, Gridley G, Fraumeni J F, Jarvholm B . Obesidade, hipertensão e risco de cancro do rim nos homens. N. Engl. J. Med, 2000; 343: 1305-11.

76- Wu A H, Bernstein L A . estudo multiétnico de base populacional sobre o tabagismo, o álcool e o tamanho do corpo e o risco de adenocarcinomas do estômago e do esófago. Cancer Causes Control, 2001; 12 : 721-32 .

77- Pan S Y, Johnson KC, Ugnat AM, Wen SW, Mao Y,et al . Association of obesity and cancer risk in Canada (Associação entre obesidade e risco de cancro no Canadá). Am. J. Epidemiol,2004; 159 :259- 68.

78- Calle E E, Rodriguez C, Walker-Thurmond K, Thun M J. Overweight, obesity, and mortality from cancer in a prospectively studied cohort of U. S. adults. N. Engl. J. Med, 2003; 348: 1625-38 .

79- Hill-Baskin A E, Markiewski MM, Buchner DA, Shao H, DeSantis D, et al . Carcinoma hepatocelular induzido por dieta em ratinhos geneticamente predispostos. Hum. Mol. Genet,2009; 18 :2975-88.

80- Greenstein, JP.Biochemistry of cancer (Bioquímica do cancro). New York: Academic Press, (1954).

81- Szutowicz A, Kwiatkowski J, Angielski S. Actividades das enzimas lipogénicas e glicolíticas no carcinoma e em doenças não malignas da mama humana. Br. J. Cancer, 1979; 39 :681-87.

82- Francis P, Kuhajda MD . Fatty-Acid Synthase and Human Cancer: New Perspectives on Its Role in Tumor Biology, Nutrition,2000; 16:202208.

83- DeBerardinis R J, Mancuso A, Daikhin E, Nissim I, Yudkoff M, Wehrli S, Thompson C B . Proc. Natl. Acad. Sci. USA,2007; 104:19345-50.

84- Cairns RA , Harris IS, Mak TW. Regulação do metabolismo das células cancerígenas. Nat Rev Cancer, 2011; 11: 85-95.

85- Swierczynski J, Hebanowska A, Sledzinski T . Papel do metabolismo lipídico anormal no desenvolvimento, progressão, diagnóstico e terapia do cancro do pâncreas. World J Gastroenterol ,2014; 20(9): 2279-303.

86- Zhong H , Yin H. Papel do 4-hidroxinonenal (4-HNE) derivado da peroxidação lipídica no cancro: Focando nas mitocôndrias Yin / Redox Biology ,2015;4 :193-99.

87- Hu Z, Feng J, Eveleigh G, Iyer J, Pan S, Amin F L, Chung M S, Tang. O principal produto da peroxidação lipídica, o trans-4-hidroxi-2-nonenal, forma preferencialmente aductos de ADN no códão 249 do gene p53 humano, um ponto de acesso mutacional único no carcinoma hepatocelular, Carcinogenesis ,2002;23 (11): 1781-89.

88- Quijano C, Cao L, Fergusson MM, Romero H, Liu J, Gutkind S, Rovira II, Mohney RP, Karoly ED , Fin-kel T . A senescência induzida por oncogene resulta em alterações metabólicas e bioenergéticas marcadas.CellCycle,2012;11:1383-92.

89- Kroemer G , Pouyssegur J . Metabolismo das células tumorais: o calcanhar de Aquiles do cancro.Cancer Cell1,2008;3: 472-482.

90- Parks SK, Chiche J , Pouyssegur J . pH controlmechanisms of tumor survival and growth.J CellPhysiol,2010;226:299-308.

91- Hochachka PW, Living Without Oxygen (Viver sem Oxigénio). Harvard University Press, Cambridge, EUA, (1980).

92- Hochachka PW, Rupert JL, Goldenberg L, Gleave M ,Kozlowski P. Going malignant: the hypoxia-can-cer connection in the prostate.BioEssays,2002;24: 749-757 .

93- Price DT, Coleman RE, Liao RP, Robertson CN, Polascik TJ , DeGrado TR . Comparação da [18F] fluorocolina e da [18F] fluorodeoxiglucose para a tomografia por emissão de positrões do cancro da próstata dependente e independente dos androgénios. J Uro, 2002; 1168: 273-280.

94- Liu Y, Zuckier LS, Ghesani NV . Dominantuptake of fatty acid over glucose by prostate cells:a potential new diagnostic and therapeutic approach.Anticancer Res,2010;30: 369-374.

95- Zha S, Ferdinandusse S, Hicks JL, Denis S, Dunn TA, Wanders RJ, Luo J, De Marzo AM, Isaacs WB . A via de beta-oxidação de ácidos gordos de cadeia ramificada peroxissomal está sobre-regulada no cancro da próstata. Prostate,2005;63: 316-323.

96- Zaytseva Y Y , Harris W J, Mitov I M, Kim T J, Butterfield A D , et al. O aumento da expressão da sintase de ácidos gordos proporciona uma vantagem de sobrevivência às células cancerígenas colorrectais através da regulação positiva da respiração celular. Oncotarget, 2015; 6(22): 18891-904

97- Pike LS, Smift AL, Croteau NJ, Ferrick DA , Wu M. A inibição da oxidação de ácidos gordos por etomoxirim prejudica a produção de NADPH e aumenta as espécies reactivas de oxigénio, resultando na depleção de ATP e morte celular em células de glioblastoma humano.Biochim

BiophysActal,2010;807: 726-34.

98- Dashty M. Um olhar rápido sobre a bioquímica: Metabolismo dos lípidos. J Diabetes Metab, 2014; 2: 324.

98- Tokumura A, Majima E, Kariya Y, Tominaga K, Kogure K, et al. Identificação da lisofosfolipase D plasmática humana, enzima produtora de ácido alisofosfatídico, como autotaxina, uma fosfodiesterase multifuncional.J. Biol. Chem. 2002; 277, 39436-42.

99- Mills GB, Moolenaar W H . O papel emergente do ácido lisofosfatídico no cancro. Nat. Rev. Cancer, 2003;3: 582-591.

100- Steck P A, Pershouse M A, Jasser S A, Yung W K, Lin H, et al. Identificação de um gene candidato supressor de tumores, MMAC1, no cromossoma 10q23.3 que está mutado em múltiplos cancros avançados.Nat. Genet,1997;15:356-62.

101- Eder AM, Sasagawa T, Mao M, Aoki J, Mills GB. Produção constitutiva de LP Aproduced induzida pelo ácido lisofosfatídico (LPA): papel da fosfolipase D e da fosfolipase A2. Clin Cancer Res,2000;6 (24):82-91.

102- Daly P F, Lyon R C, Faustino P J, Cohen J S .Phospholipid metabolism in cancer cellsmonitored by 31p nmr spectroscopy.J. Biol. Chem,1987;262:14875-78.

103- Anliker B, Chun J . Receptores acoplados à proteína g de lisofosfolípidos. J. Biol. Chem, 2004; 279: 20555-58 .

104- LingwoodD , Simons K Lipid rafts as amembrane-organizing principle. Science 327, 2010; 46-50.

105- Zhang F, Du G . Metabolismo lipídico desregulado no cancro. World JBio l Chem,2012; 3(8): 167174.

106- Buzzai M, Bauer DE, Jones RG, Deberardinis RJ, Hatzivassi-liou G, Elstrom RL, Thompson CB . A dependência de glicose das células transformadas Akt- pode ser revertida pela ativação farmacológica da beta-oxidação de ácidos gordos. Oncogene,2005;24:4165-73.

107- Liu Y . A oxidação dos ácidos gordos é uma via bioenergética dominante no cancro da próstata. Prostate Cancer Prostatic Dis, 2006;9:230-34.

108- lavin R, Peluso S, Nguyen PL, Loda M . Fatty acid synthase as a potential therapeutictarget in cancer. Fut Oncol (Londres, Inglaterra) ,2010;6: 551-62.

109- Menendez J A, Lupu R. Oncogenic properties of the endogenous fatty acid metabolism: molecular pathology of fatty acid synthase in cancer cells, Current Opinion in Clinical Nutrition & Metabolic Care, 2006 ;Volume 9 - Issue 4: p 346-57.

110- Ueda SM, Yap K L, Davidson B, Tian Y, Murthy V, et al. A expressão da sintase de ácidos gordos depende do nac1 e está associada a carcinomas serosos do ovário recorrentes. J. Oncol, 2010; 285191 .

111- Swinnen J V, van Veldhoven P P, Timmermans L, de Schrijver E, Brusselmans K, et al . A sintase de ácidos gordos impulsiona a síntese de fosfolípidos que se dividem em microdomínios de membrana resistentes a detergentes. Biochem. Biophys. Res. Commun.,2003; 302: 898-903.

112- Yoon S, Lee M-Y, Park SW, Moon J-S, Koh Y-K, et al.Up-regulationof acetyl-CoA carboxylase and fatty acid synthase byhuman epidermal growth fator recetor 2 at the trans-lational level in breast cancer cells.J Biol Chem,2007;282:26122-131.

113- Friedl P, Wolf K . Invasão e migração das células tumorais: diversidade e mecanismos de fuga. Nat. Rev. Cancer,2003;3: 362-74.

114- Baenke F, Peck B, Miess H, Schulze A. Hooked on fat: the role of lipid synthesis in cancermetabolism and tumour development, Disease Models & Mechanisms,2013;6: 1353-63.

115- Vitols S, Norgren S, Juliusson G, Tatidis L, Luthman H . Multilevel regulation of low-density lipoprotein recetor and3-hydroxy-3-methylglutaryl coenzyme A reductase gene expression in normal and leukemic cells, Blood, 1994; 84 : 2689 - 98.

116- Dimitroulakos J, Ye Y L, Benzaquen M, Moore J M, Kamel-Reid S, Freedman H M, et al . Differential sensitivity ofvarious pediatric cancers and squamous cell carcinomas tolovastatin-induced apoptosis: therapeutic implications, Clin.Cancer Res,2001; 7 :158 - 167.

117- Agarwal B, Rao V C, Bhendwal S, Ramey R W, Shirin H, et al . Lovastatin augments sulindac-induced apoptosis in colon cancer cells and potentiates chemopreven-tive effects of sulindac, Gastroenterology ,1999;117 :838 - 47.

118- Kusama T, Mukai M, Iwasaki T, Tatsuta M, Matsumoto Y , et al . 3-Hydroxy-3-methylglutaryl-coenzyme a reductase inhibitors reduce human pancreatic cancer cell inva-sion and metastasis, Gastroenterology,2002; 122 : 308 - 17.

119- Wilson WR, Hay M P. Targeting hypoxia incancer therapy.Nat. Rev. Cancer,2011;11: 393-410.

120- Rutkowski J M, Davis K E, Scherer P E .Mechanisms of obesity and related pathologies:the macro- and microcirculation of adiposetissue.FEBS J,2009;276: 5738-46.

121- Sun K, Tordjman J, Clement K, Scherer P E . Fibrose e disfunção do tecido adiposo.Cell. Metab,2013;18: 470-77 .

122- Di-Giovanni J, Kiguchi K, Frijhoff A, Wilker E, Bol DK ,et al. A expressão desregulada do fator de crescimento semelhante à insulina 1 no epitélio da próstata conduz à neoplasia em ratinhos transgénicos.Proc. NatlAcad. Sci. USA,2000;97: 3455-60.

123- Tan HL, Fearon KCH . Caquexia: prevalência e impacto na medicina.

Curr Opin Clin Nutr MetabCare, 2008; 11:400-407.

124- Morley JE, Thomas DR, Wilson M-MG . Cachexia: fisiopatologia e relevância clínica. Am JClin Nutr, 2006; 84:735-743.

125- Shaw JH, Wolfe RR . Cinética dos ácidos gordos e do glicerol em doentes sépticos e em doentes com cancro gastrointestinal. A resposta à infusão de glucose e à alimentação parentérica.Ann Surg, 1987;205: 368 - 76.

126- Agustsson T, Ryden M, Hoffstedt J, van Harmelen V, Dicker A, Laurenickiene J, Isaksson B, Permert J, Arner P . Mecanismo de aumento da lipólise na caquexia do cancro.Cancer Res,2007;67:5531-37.

127- AxelrodL, Costa G . Contribuição das perdas de gordura para a perda de peso no cancro.NulrCancer, 1980;2:81 -3.

128- Tisdale J M. Biology of Cachexia (Biologia da caquexia). Jornal do Instituto Nacional do Cancro, 1997;Vol. 89, No. 23: 1763-73.

129- Legaspi A, Jeevanandam M, Starnes HF, Brennan MF. Metabolismo, 1987;36: 958 -63.

130- Hirai K, Hussey HJ, Barber MD, Price SA, Tisdale MJ . Biologicalevaluation of a lipid-mobilizing fator isolated from the urine of cancer patients .Cancer Res,1998;58:2359 -65.

131- Groundwater P , Beck S A, Barton C, Adamson C, Ferner I N, Tisdale M J. Alteration of scrum and urinary lipolytic activity with weight loss in cachectic cancer patients. Br. J. Cancer, 1990; 62: 816-821.

132- Beck S A, Groundwater P, Barton C, Tisdale M J. Alterações na atividade lipolítica sérica de doentes com cancro e resposta à terapêutica. Br. J. Cancer, 62:822-825, 1990.

133- Fain JN, Madan AK, Hiler ML, Cheema P, Bahouth SW, Comparison of the release of adipokines by adipose tissue, adipose tissue matrix, and adipocytes from visceral and subcutaneous abdominal adipose tissues of obese humans. Endocrinology ,2004;145:2273-82.

134- Fernandez-Real JM, Ricart W . Resistência à insulina e síndrome inflamatória cardiovascular crónica. Endocr Rev,2003; 24:278-301.

135- Strassman G, Fong M, Kenney JS, Jacob CO. Evidence for the involvement of interleukin 6 in experimental cancer cachexia.J Clin Invest,1992; 89: 1681-84.

136- Welsch CW. Relationship between dietary fat and experimental mammary tumorigenesis: a review and critique. Cancer Res.1992;52(suppl 7):2040S-2048S.

137- Huang M, Narita S, Numakura K, Tsuruta H, Saito M, et al. Uma dieta rica em gordura aumenta a proliferação de células de cancro da próstata e ativa a sinalização MCP- 1/CCR2. Prostate.2012 ; 1;72 (16) :1779-88 .

138- Blank M M, Wentzensen N, Murphy MA, Hollenbeck A, Park Y, et al. Ingestão de gordura na dieta e risco de cancro do ovário no estudo NIH-AARP Diet and Health Study. Br J Cancer, 2012;106: 596-602.

139- Rockenbach G, et al. Dietary intake an d oxidative stress in breast cancer: before and after treatments. Nutricion Hospitalaria,2011; 26: 73744.

140- Perse M, et al. A dieta rica em lípidos mistos modifica os efeitos protectores do exercício no cancro do cólon induzido pela 1,2 dimetil-hidrazina em ratos. Technol Cancer Res Treat, 2012; 11: 289- 99.

141- Lloyd J C, et al. Effect of isocaloric low fat diet on prostate cancer xenograft progression in a hormone deprivat ion model. J Urol, 2010; 183(16):19-24.

142- Othman R . Lípidos alimentares e cancro. Libyan J Med,2007; 2: 1804.

143- Escrich E, Moral R, Grau L, Costa I, Solanas M, et al. . Molecular mechanismsof the effects of olive oil and other dietarylipids on cancer. Mol Nutr Food Res, 2007; 51: 1279-92.

144- Bhatia E, Doddivenaka C, Zhang X, Bommareddy A, Krishnan P, et al. Chemopreventive effects of dietary canola oil on colon cancerdevelopment. Nutr Cancer, 2011; 63: 242-7.

145- Hardman E W. Omega-3 Fatty Acids to Augment Cancer Therapy, J. Nutr, 2002; 132: 3508S-3512S.

146- Birt DF . The influence of dietary fat on carcinogenesis;lessons from experimental models.Nutrition Reviews,1990;48:1-5.

147- Corsetto P A, Montorfano G, Zava S, Jovenitti IE, Cremona A, et al. Efeitos dos PUFAs n-3 nas células de cancro da mama através da sua incorporação na membrana plasmática. Lipids Health Dis,2011; 12;10:73.

148- Liu j, David W L Ma . O papel dos ácidos gordos polinsaturados n-3 na prevenção e tratamento do cancro da mama. Nutrients ,2014; 6: 5184-23

149- Fay MP, Freedman LS, Clifford CK, Midthune DN. Effect of different types and amounts of fat on the development of mammary tumors in rodents: a review. Cancer Res,1997; 57:3979-88.

150- Rose DP, Connolly JM . Effects of dietary omega-3 fatty acids on human breast cancer growth and metastases in nude mice. J Natl Cancer Inst, 1993; 85:1743-47.

151- Rose DP, Hatala MA, Connolly JM, Rayburn J . Effects of diet containing different levels of linoleic acid on human breast cancer growth and lung metastasis in nude mice. Cancer Research,1993; 53: 4686 -89 .

152- Berquin I M, Min Y, Wu R,1 Wu J,1 Perry D, et al. Modulation of pr ostate cancer genetic risk by omega-3 and omega-6 fatty acids. J Clin Invest, 2007; 117: 1866-75.

153- Doughman S D, Krupanidhi S, Sanjeevi B C . Omega-3 fatty acids for nutritionand medicine: considering microalgae oil asa vegetarian source of EPA and DHA. CurrDiabetes Rev, 2007; 3: 198-203.

154- Little J L, Wheeler F B, Fels D R, Koumenis C, Kridel S J. Inhibition of fatty acid synthase induces endoplasmic reticulum stress in tumor cells. Cancer Res,2007; 67: 1262-69.

155- Zhou W, Simpson P J, McFadden J M, Townsend C A, Medghalchi S M, Vadlamudi A, Pinn M L, Ronnett G V, Kuhajda F P. Fatty acid synthase inhibition triggers apoptosis during s phase in human cancer cells. Cancer Res,2003; 63 : 7330-37.

156- Zhou W, Han W F, Landree L E, Thupari J N, Pinn M L, et al . A inibição da sintase de ácidos gordos ativa a proteína quinase activada em células de cancro do ovário humano skov3. Cancer Res,2007; 67: 2964-71.

157- Flavin R, Peluso S, Nguyen L P, Loda M. Fatty acid synthase as a potential therapeutic target in cancer. Future Oncol , 2010; 6(4): 551-562. doi:10.2217/fon.10.11

158- Rahman M T, Nakayama K, Rahman M, Katagiri H, Katagiri A, et al. A expressão de ácido gordo sintase associada a nac1 é um potencial alvo terapêutico em carcinomas de células claras do ovário. Br.J. Cancer, 2012;107:300-307.

159- Tomek K, Wagner R, Varga F, Singer C F, Karlic H, Grunt T, W , Blockade of fatty acid synthase induces ubiquitination and degradation of phosphoinositide-3-kinase signaling proteins in ovarian cancer. Mol. Cancer Res,2011; 9:1767-79.

160- Saddoughi S A, Ogretmen B . Diversas funções da ceramida na morte e proliferação de células cancerígenas. Adv. Cancer Res.2013; 117: 3758.

161- Allen G, Bhatia KS, Buatti M J, Brandt E K, Lindholm E K, et al. As dietas cetogénicas melhoram o stress oxidativo e as respostas à radio-quimioterapia em xenoenxertos de cancro do pulmão, Clinical Cancer Research, 2013; 19 (14) :3905-13.

162- Chajès V, Cambot M, Moreau K, Lenoir GM, Joulin V . A acetil-CoA carboxilase alfa é essencial para a sobrevivência das células do cancro da mama. Cancer Res,2006; 66: 5287-94.

163- Williams K J, Argus J P, Zhu Y, Wilks M Q, Marbois B N, York A G, et al . Um requisito essencial para o eixo de sinalização SCAP/SREBP para proteger as células cancerígenas da lipotoxicidade. Cancer Res,2013;73: 2850-62.

164- Rao S , Lowe M, Herliczek TW , Keyomarsi K . A paragem G1 mediada pela lovastatina em células mamárias normais e tumorais ocorre através da inibição da atividade de CDK2 e da redistribuição de p21 e p27, independentemente de p53.Oncogene,1998;17:2393-402.

165- Newman A, Clutterbuck RD, Powles RL, Catovsky D, Millar JL. A comparison of the effect of the 3-hydroxy-3-methylglutaryl coenzyme A (HMG-CoA) reductase inhibitors simvastatin, lovastatin and pravastatin on leukaemic and normal bone marrow progenitors. Leuk Lymphoma, 1997;24: 533-37.

166- Pollak M N. Investigating metformin for cancer prevention and treatment: the end of the beginning. Cancer Discov , 2012;2:778-90.

167- Jose C, Hebert-Chatelain E, Bellance N, Larendra A, Su M, et al. O AICAR inibe o crescimento das células cancerígenas e desencadeia efeitos distintos do tipo de célula na biogénese da OXPHOS, no stress oxidativo e na ativação da Akt. Biochim. Biophys. Ata, 2011;1807: 707-18.

168- Swinnen J V, Beckers A, Brusselmans K, Organe S, Segers J, et al. A imitação de um estado celular de baixa energia bloqueia o anabolismo das células tumorais e suprime o fenótipo maligno. Cancer Res., 2005;65: 2441-48.

169- Kim JH, Lewin T M, Coleman R A . Expressão e caraterização de Acil-CoA sintetases 1, 4 e 5 recombinantes de rato. Inibição selectiva por triacsina C e tiazolidinedionas. J. Biol. Chem., 2001; 276: 24667-73.

170. Adel Abdel-Moneim &Aya Eid Mohamed. UMA REVISÃO SOBRE O METABOLISMO LIPÍDICO DO CANCRO. EJBPS 2016,3 (6): 63-80.

CAPÍTULO 4

Metabolismo das proteínas do cancro: Etiologia, progressão e gestão

Adel Abdel-Moneim

Abdel-Rahman Ragab

Departamento de Zoologia, Faculdade de Ciências, Universidade de Beni-Suef, Beni-Suef, Egito.

Resumo

A alteração do metabolismo é uma das caraterísticas das células cancerígenas. O ciclo celular e a síntese proteica são tarefas fisiológicas fundamentais para as células cancerosas. Nos últimos anos, o interesse foi renovado à medida que se tornou claro que muitas das vias de sinalização que são afectadas por mutações genéticas e pelo microambiente tumoral têm um efeito profundo no metabolismo central das células cancerosas. As alterações metabólicas nas células cancerosas são numerosas e incluem a glicólise aeróbica, a redução da fosforilação oxidativa e o aumento da produção de intermediários biossintéticos necessários para o crescimento e a proliferação celular. Além disso, a renovação acelerada das proteínas observada em muitos doentes com cancro e a renovação das proteínas de todo o corpo aumentam com o avançar da fase da doença. As células cancerosas alteram o seu consumo e a forma como processam os açúcares, as gorduras, os aminoácidos e outras fontes de energia para satisfazer as exigências de uma proliferação contínua. São discutidos os possíveis efeitos de aminoácidos específicos, como a metionina, a asparagina, a arginina, a tirosina e a glutamina, etc., no metabolismo proteico do cancro. As evidências confirmam a contribuição das proteínas em todas as fases do cancro e descrevem o metabolismo das proteínas no cancro e a forma como os aminoácidos podem ser direcionados para o tratamento ou para a prevenção inicial de diferentes tipos de cancro. Vários estudos sugerem que as pessoas que comem mais carne vermelha têm maior risco de desenvolver cancro colorrectal do que as que comem menos carne vermelha, mas evitar as carnes processadas é ainda mais importante para a prevenção do cancro. Neste capítulo, resumimos o papel das proteínas na etiologia, no metabolismo, nas complicações, na prevenção e no tratamento do cancro.

Palavras-chave: proteína, cancro, metabolismo, etiologia, complicações, prevenção e tratamento.

INTRODUÇÃO:

O cancro é um termo genérico que designa um grande grupo de doenças que podem afetar qualquer parte do corpo[1]. [1] O cancro não é apenas uma doença, mas um grande grupo de quase 100 doenças. O cancro existe desde sempre na história da humanidade. O registo escrito mais antigo sobre o cancro data de cerca de 1600 a.C., no Papiro Egípcio Edwin Smith, e descreve o cancro da mama[2]. Esta visão da doença foi formulada pela primeira vez pelo cirurgião inglês Campbell De Morgan, entre 1871 e 1874[3]. Em 1915, o cancro foi induzido pela primeira vez em coelhos por alcatrão de carvão aplicado na pele. Durante as últimas décadas do século XX, os cirurgiões desenvolveram novos métodos de tratamento do cancro, combinando a cirurgia com a quimioterapia e/ou a radiação.[4] Nas últimas duas décadas, os cientistas aprenderam mais sobre o cancro do que em todos os séculos. Além disso, a investigação anterior sobre o cancro está a avançar em muitas frentes, como por exemplo: terapias mais específicas, imunoterapia, genética do cancro, nanotecnologia, cirurgia robótica, perfis de expressão e proteómica. [5]

Uma proteína é um polímero linear de aminoácidos ligados entre si por ligações peptídicas. As proteínas, as moléculas de trabalho de uma célula, executam o programa de actividades codificado pelos genes. Este programa requer o esforço coordenado de muitos tipos diferentes de proteínas.[6] Todos os dias, os seres humanos transformam 1% a 2% da proteína total do seu corpo, principalmente a proteína muscular. As taxas elevadas de degradação proteica ocorrem em tecidos que estão a sofrer rearranjos estruturais. Embora cerca de 75% dos aminoácidos libertados pela degradação proteica sejam reutilizados, os restantes aminoácidos livres em excesso não são armazenados para utilização futura. Os aminoácidos que não são imediatamente incorporados numa nova proteína são rapidamente degradados.[7] O objetivo da presente revisão é elucidar o papel do metabolismo anormal das proteínas nos estados de cancro: etiologia, progressão e complicações do cancro relacionadas com o metabolismo das proteínas. Além disso, o tratamento e as diretrizes dietéticas para a prevenção utilizando produtos naturais proteicos seguros.

Metabolismo das proteínas nas células normais

Um dos primeiros passos na decomposição dos aminoácidos é a remoção do grupo amino. Trata-se de uma reação de transaminação, que tem frequentemente como aceitador o alfa-cetoglutarato. [8]A degradação de alguns aminoácidos não é mais do que a inversão das reacções responsáveis pela sua síntese. O glutamato, por exemplo, pode perder o seu grupo amino em qualquer uma das numerosas reacções de transaminação possíveis, e o alfa-cetoglutarato resultante pode ser utilizado através do ciclo de Krebs. Alguns outros aminoácidos requerem um número muito maior de reacções e podem depender de vários cofactores vitamínicos. A oxidação completa do triptofano, por exemplo, leva mais de 20 passos e requer fornecimentos adequados de tiamina, riboflavina, vitamina B6, niacina, pantotenato, lipoato, ferro e magnésio.[9] No entanto, a leucina e a lisina não podem ser convertidas em glicose e, nestas circunstâncias, dão origem ao ácido acetoacético, pelo que são classificadas como aminoácidos cetogénicos. Os aminoácidos cetogénicos são aqueles que são metabolizados apenas em acetil CoA, enquanto os que são metabolizados em intermediários do ciclo do ácido tricarboxílico são glucogénicos. O triptofano, a metionina e a cisteína produzem piruvato, pelo que podem ser cetogénicos ou glucogénicos. A fenilalanina e a tirosina são metabolizadas em fumarato e acetoacetato, pelo que são cetogénicas e glucogénicas, tal como a isoleucina.[10]

Estudos nutricionais revelaram que a totalidade ou uma parte do esqueleto carbónico de cada aminoácido é convertível em hidratos de carbono, em gordura ou em gordura e hidratos de carbono.[7] Em determinadas circunstâncias, como a fome, a diabetes ou uma dieta rica em gordura, o organismo pode ter necessidade de sintetizar glicose a partir de aminoácidos, em vez de os oxidar diretamente. A ureia é formada no fígado por uma série de reacções conhecidas como ciclo da ureia. A biossíntese da ureia ocorre em quatro fases: (1) transaminação, (2) desaminação oxidativa do glutamato, (3) transporte de amoníaco e (4) reacções do ciclo da ureia.[7] A glutamina e a asparagina são os produtos de amidação dos seus respectivos precursores de aminoácidos dicarboxilatos. A arginina, a ornitina, a citrulina e a prolina partem do glutamato; a síntese líquida ocorre apenas na parede intestinal. O precursor da síntese de rotina é a cisteína.[11]

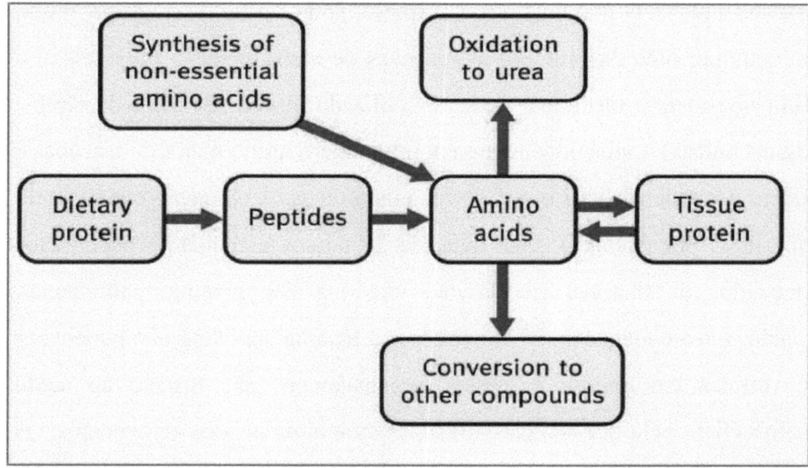

Figura 1: Visão geral dos principais processos do metabolismo dos aminoácidos.[10]

Metabolismo da metionina

A metionina é um aminoácido essencial que deve ser fornecido por uma dieta proteica. A degradação da metionina começa com a sua conversão em S-adenosilmetionina (SAM). A S-adenosil-homocisteína (SAH), por sua vez, serve como dador de grupos metilo. Os produtos de degradação da metionina são reciclados para formar metionina por duas vias: remetilação da homocisteína e conversão da metiltioadenosina (MTA) em metionina. A SAM e a SAH são o substrato e o produto das reacções de metiltransferase. Uma diminuição do rácio SAM: SAH indica frequentemente uma diminuição do potencial de metilação celular.[12]

Metabolismo anormal (papel etiológico):

Metionina: deficiência de metilação no cancro

Uma vez que o folato está tão intimamente relacionado com o metabolismo de um carbono e que uma deficiência de colina/metionina, por si só, é capaz de gerar uma deficiência de folato, parece provável que uma dieta combinada deficiente em folato, colina e metionina tenha um efeito carcinogénico mais forte do que uma dieta deficiente em folato ou em metilo pré-formado.[13] Nos seres humanos, foi observada hipometilação no ADN do tecido do cólon, tanto nos pólipos benignos do cólon como no carcinoma maligno, em comparação com o tecido normal adjacente.[14] Uma comparação entre tecido normal e neoplásico do mesmo doente mostrou hipometilação num local específico CCGG no terceiro exão do c-myc .[15]

Metilação do ADN na carcinogénese

Os padrões diferenciais de metilação do ADN no cancro são reconhecidos há mais de duas décadas.[16] A hipermetilação das regiões promotoras, que está associada ao silenciamento transcricional, é pelo menos tão comum como a mutação real do ADN como mecanismo de inativação dos genes supressores de tumores clássicos nos cancros humanos.[Além disso, vários genes candidatos a supressores de tumores que não são normalmente inactivados por mutação são silenciados por este mecanismo[18]. Os genes associados à tumorigénese podem ser silenciados por este mecanismo epigenético. As propriedades cruciais necessárias para gerar os atributos malignos caraterísticos associados ao cancro são a capacidade de replicação ilimitada, a indiferença a sinais de crescimento positivos, o desrespeito por factores inibidores do crescimento, a evasão à morte celular programada, a angiogénese sustentada e a capacidade de invasão e metastização[19]. Embora tanto a hipometilação global como a hipermetilação regional do ADN estejam bem documentadas no cancro, os mecanismos subjacentes a estes eventos permanecem pouco claros, particularmente o paradoxo de por que razão algum ADN permanece hipometilado na presença de uma maior atividade e expressão da DNA metiltransferase. Foi sugerido que a desregulação das DNA metiltransferases pode levar à hipometilação de todo o genoma nos cancros.[20] A hipermetilação está associada à inativação de praticamente todas as vias envolvidas no processo do cancro, incluindo a reparação do ADN, a regulação do ciclo celular, a apoptose, o metabolismo dos carcinogéneos, a resposta hormonal e a adesão celular.[21]

Danos no ADN; atividade da polimerase de poli (ADP-Ribose) e níveis de NAD

Os danos no ADN podem ser causados por um desequilíbrio do conjunto de nucleótidos devido a uma deslocação de grupos metilo escassos para a síntese de SAM e para longe da formação de purinas e pirimidinas [22] por danos oxidativos [23], ou por hipometilação.[24] Além disso, James et al[25] mostraram provas de danos no ADN medindo quantidades crescentes de quebras de cadeias de ADN em células do baço de ratos alimentados com uma dieta deficiente em metilo/folato. As quebras de cadeia de ADN, por sua vez, actuam como evento estimulante para a poli (ADP-ribose) polimerase (PARP), uma enzima nuclear que catalisa a formação de polímeros de poli ADP-ribose a partir de NAD.[26] A deficiência de folato/colina metionina actua como um carcinogéneo completo. O efeito de um baixo nível de folato no equilíbrio purina/pirimidina, que conduz a quebras da cadeia de ADN e a mutações, pode causar a iniciação e o aumento da proliferação e da morte celular pode causar a promoção[13].

Asparagina: A asparagina é um aminoácido (um bloco de construção das proteínas) que se encontra em muitos vegetais, com concentrações mais elevadas em algumas variedades de batatas. Quando aquecida a altas temperaturas na presença de certos açúcares, a asparagina pode formar acrilamida. Verificou-se que os métodos de cozedura a alta temperatura, como fritar, assar ou grelhar, produzem acrilamida[27]. Estudos realizados em modelos de roedores revelaram que a exposição à acrilamida representa um risco para vários tipos de cancro[28]. A patogénese neoplásica por substâncias químicas é um processo complexo que pode ser dividido em três fases distintas, de um ponto de vista operacional. Estas são: iniciação, promoção e progressão[29]. Durante a fase de promoção, ocorrem também alterações na expressão genética, com proliferação selectiva de células iniciadas e desenvolvimento de células pré-neoplásicas[30]. Durante a iniciação e a promoção, a apoptose e a proliferação celular podem ocorrer a ritmos diferentes, mantendo-se equilibradas. Durante a progressão, este equilíbrio é alterado e daí surge a malignidade[31] (figura 2).

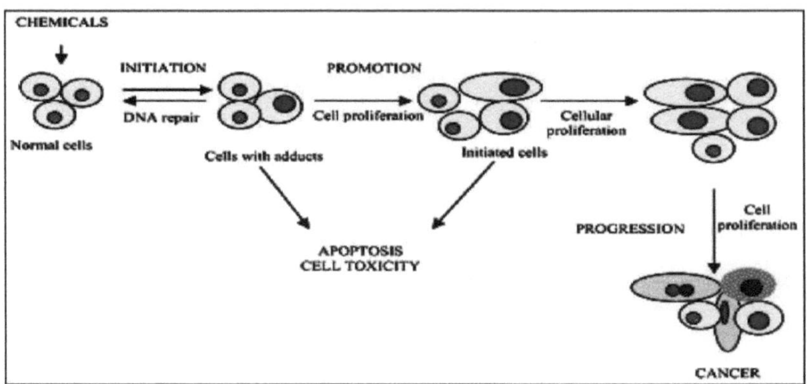

Figura 2: Fases da carcinogénese química e as ocorrências envolvidas em cada uma delas.[32]

2.1.3 - Metabolismo de um só carbono (metabolismo de novo da serina e da glicina).

Um intermediário da glicólise, o 3PG (3-fosfoglicerato), pode ser oxidado para formar 3-fosfo-hidroxi-piruvato (pPYR). Esta reação é o passo inicial e obrigatório para a biossíntese de novo (isto é, a partir da glicose) da serina.[33] Assim, o carbono derivado da glucose pode ser desviado da glicólise para o metabolismo de novo da serina e depois para o ciclo do folato. Há muitos anos que se sabe que esta via está relacionada com a tumorigénese. Outros trabalhos extensivos de Snell e colegas mostraram que o fluxo através deste ponto de ramificação na glicólise se correlacionava com a progressão do cancro em modelos de carcinoma em ratos. Estudos recentes utilizando rastreio isotópico com glicose marcada com 13C mostraram que um subconjunto de células cancerosas desviava uma quantidade substancial (aproximadamente 10%) de 3-fosfoglicerato da glicólise para o metabolismo de um carbono através da fosfoglicerato desidrogenase (PHGDH). [34] Verificou-se também que a PHGDH estava sobreexpressa no subtipo triplo-negativo do cancro da mama. [35]

Glutamina: A transglutaminase 4 é a transglutaminase específica da próstata, embora também seja expressa numa série de outras linhas celulares tumorais. O ARNm para a enzima humana sofre um splicing diferencial no desenvolvimento da hiperplasia benigna da próstata e do cancro da próstata.[36]

Arginina: A arginase controla a disponibilidade de arginina para a síntese de óxido nítrico e a síntese de poliaminas. O desequilíbrio entre a síntese de óxido nítrico e de poliaminas é um fator de cancro do cólon.[37]

A glicina: a glicina N - metiltransferase é inibida pelo tetrahidrofolato de metilo. O desenvolvimento do cancro do fígado resulta da ativação das vias de sinalização Ras e JAK/STAT devido à hipermetilação dos inibidores destas vias. Apresentam também uma metilação anormal das histonas.[38]

Triptofano: O carcinoide é um tumor das células enterocromafins que normalmente sintetizam 5 - hidroxitriptofano e 5 - hidroxiltriptamina .[39]

Tirosina: O albinismo é uma doença genética em que a produção do pigmento fotoprotector melanina é prejudicada. Uma das causas da doença é um defeito no gene da tirosinase. As pessoas afectadas têm deficiência visual e correm um risco acrescido de cancro da pele.[40]

Mutações de proto-oncogenes

Os proto-oncogenes são um grupo de genes que, quando sofrem uma mutação, fazem com que as células normais se tornem cancerosas.[41] As mutações nos proto-oncogenes são normalmente de natureza dominante e a versão mutada de um proto-oncogene é designada por oncogene. Muitas vezes, os proto-oncogenes codificam proteínas que funcionam para estimular a divisão celular, inibir a diferenciação celular e interromper a morte celular. Atualmente, são conhecidos mais de 40 proto-oncogenes humanos diferentes. Os oncogenes surgem como resultado de mutações que aumentam o nível de expressão ou a atividade de um proto-oncogene.[42]

Classificação dos oncogenes

Os oncogenes podem ser classificados em 5 grupos em termos das propriedades bioquímicas e funcionais dos produtos proteicos dos proto-oncogenes. Estes grupos são os factores de crescimento, os receptores de factores de crescimento, os transdutores de sinal, os factores de transcrição e outros.[43] As mutações dos proto-oncogenes causam uma atividade sustentada dos genes da tabela 1.[44]

Quadro 1: Alguns proto-oncogenes e respectivas funções, mutações e cancros associados.[44]

PROTO ONCOGENE	FUNÇÃO	MUTAÇÃO	TIPO DE CÂNCER
ABL	Atividade da tirosina quinase	Translocação t(9;22);formas do	Leucemia mielogénica crónica , leucemia

	não-recetora	gene de fusão (BCR-ABL)	linfoblástica aguda
ERBB2 (também designado Her- 2/Neu)	Síntese de receptores	Amplificação ou sobreexpressão	Carcinoma da mama (marcador de agressividade; amplificado em 25% dos cancros da mama)
C-MYC	Transcrição nuclear	Translocação t (8;14)	Linfoma de Burkitt
N-MYC	Transcrição nuclear	Amplificação	Neuroblastoma, carcinoma de pequenas células do pulmão
RAS	Transdução de sinal de trifosfato de guanosina	Mutação pontual	Representa 15% a 20% de todos os cancros; 90% dos carcinomas pancreáticos; 50% dos cancros do endométrio, do cólon e da tiroide; 30% dos adenocarcinomas do pulmão e das leucemias mielóides; cancro da bexiga; cancro da mama e do colo do útero
RET	Síntese de receptores	Mutação pontual	Síndromes de neoplasia endócrina múltipla lla/llb; leucemia
SIS (PBGFB)	Síntese de factores de crescimento	Sobreexpressão	Sarcoma osteogénico, astrocitoma

Efeito de apoptose

O papel da apoptose (morte celular programada) na fisiologia normal é tão importante como o da sua contraparte, a mitose. Demonstra um papel complementar mas oposto ao da mitose e da proliferação celular na regulação de várias populações celulares. Estima-se que, para manter a homeostasia no corpo humano adulto, são produzidas cerca de 10 mil milhões de células por dia apenas para equilibrar as que morrem por apoptose.[45] A apoptose é considerada um componente vital de vários processos, incluindo a renovação normal das células, o desenvolvimento e o funcionamento adequados do sistema imunitário, a atrofia dependente de hormonas, o desenvolvimento embrionário e a morte celular induzida por substâncias químicas. A apoptose inadequada (insuficiente ou excessiva) é um fator em muitas doenças humanas, incluindo doenças neurodegenerativas, lesões isquémicas, doenças auto-imunes e muitos tipos de cancro.[46]

Os mecanismos da apoptose são altamente complexos e sofisticados, envolvendo uma cascata de eventos moleculares dependentes de energia (Figura 3). Até à data, a investigação indica que existem duas vias apoptóticas principais: a via extrínseca ou dos receptores da morte e a via intrínseca ou mitocondrial, mas existem atualmente provas de que as duas vias estão ligadas e que as moléculas de uma via podem influenciar a outra.[47]

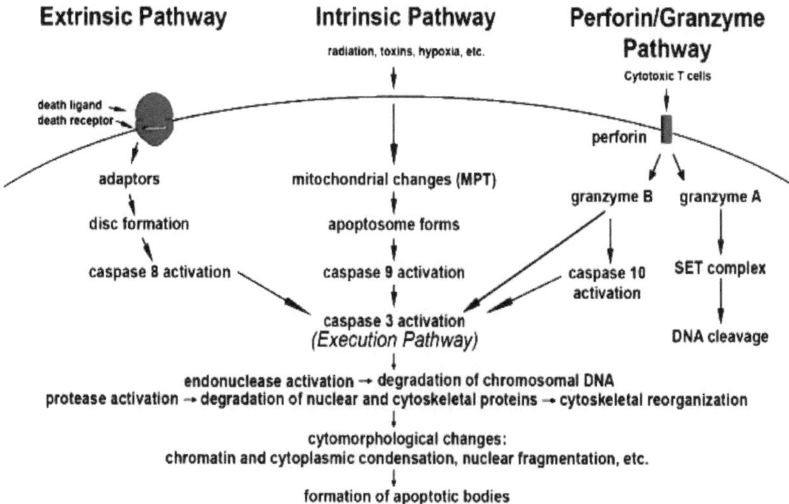

Figura 3: Mecanismo de apoptose.[46] Representação esquemática dos eventos apoptóticos. As duas principais vias da apoptose são a extrínseca e a intrínseca, bem como a via da perforina/granzima. Cada uma delas requer sinais de ativação específicos para iniciar uma cascata de eventos

moleculares dependentes de energia. Cada via ativa a sua própria caspase iniciadora (8, 9, 10) que, por sua vez, activará a caspase-3 executora. No entanto, a granzima A actua de forma independente da caspase. A via de execução resulta em caraterísticas citomorfológicas caraterísticas, incluindo encolhimento celular, condensação da cromatina, formação de bolhas citoplasmáticas e corpos apoptóticos e, finalmente, fagocitose dos corpos apoptóticos por células parenquimatosas adjacentes, células neoplásicas ou macrófagos.

O Bcl-2 é o primeiro membro da família de proteínas Bcl-2 a ser descoberto nos linfomas de células B, daí o nome bcl (b-cell lymphoma). Como consequência da sua localização junto a um promotor forte, ocorre a ativação oncogénica do gene Bcl-2. A sobre-expressão da proteína anti-apoptótica Bcl-2 conduz a uma renovação apoptótica insuficiente e à acumulação de células B. Esta translocação não se encontra apenas na maioria dos casos de linfomas foliculares de células B, mas também noutros tipos de cancro, como o gástrico, o do pulmão e o da próstata. Todos os membros anti-apoptóticos da família Bcl-2 podem funcionar como oncogenes, e os membros pró-apoptóticos actuam como genes supressores de tumores.[49]

As proteínas de choque térmico podem inibir a libertação de citocromo c, que é essencial para a formação do apoptossoma (estrutura proteica formada no processo de apoptose que cliva a procaspase), a partir da mitocôndria.[48]A proteína de choque térmico Hsp70 bloqueia a apoptose principalmente através da inibição da ativação de Bax (membro pró-apoptótico da família de proteínas Bcl-2), impedindo assim a libertação de factores pró-apoptóticos das mitocôndrias.[50] A família IAP (Inhibitor of apoptosis proteins) humana é composta por oito proteínas. Algumas das proteínas IAP estão diretamente envolvidas na regulação da apoptose.[51]

Metabolismo anormal durante o desenvolvimento do cancro

Albumina

A retenção de albumina nos tumores foi desde então observada em vários tumores sólidos experimentais (por exemplo, sarcoma, carcinoma do ovário,

Novik de hepatoma, etc.) utilizando albumina sérica radiomarcada ou complexada com corantes.[52] As células tumorais fazem endocitose e lisossomicamente a decomposição das proteínas em aminoácidos constituintes, que são depois utilizados como fonte de energia e de azoto. Além disso, estudos sugeriram que a hipoalbuminemia evidente nos doentes com cancro resulta do catabolismo da albumina pelo tumor.[53] A macropinocitose da albumina fornece nutrientes para sustentar a proliferação das células cancerosas.[54]

Glutaminólise e carboxilação redutora

A importância da glutamina como nutriente no cancro deriva da sua capacidade de doar o seu azoto e carbono a uma série de vias promotoras do crescimento.[55] A necessidade de glutamina é particularmente verdadeira nas células cancerígenas, muitas das quais apresentam, em cultura, uma dependência de glutamina dependente de oncogenes.[56] O catabolismo da glutamina começa com a sua conversão em glutamato em reacções que doam o azoto amídico às vias biossintéticas ou o libertam sob a forma de amoníaco. As últimas reacções são catalisadas pelas glutaminases (GLSs), das quais várias isozimas são codificadas pelos genes humanos GLS e GLS2. [57] O glutamato, o produto da reação GLS, é um precursor do glutatião, o principal antioxidante celular. É também a fonte de grupos amino para aminoácidos não essenciais como a alanina, o aspartato, a serina e a glicina, todos necessários para a síntese macromolecular. Nas células consumidoras de glutamina, o glutamato é também a principal fonte de α-cetoglutarato, um intermediário do ciclo do TCA (ácido tricarboxílico) e substrato para dioxigenases que modificam as proteínas e o ADN. Durante um metabolismo ávido de glucose, predomina a via da transaminação.[58] Quando a glucose é escassa, a glutamato desidrogenase (GDH) torna-se uma via importante para fornecer carbono de glutamina ao ciclo TCA, sendo necessária para a sobrevivência celular.[59] O metabolismo do α-cetoglutarato derivado da glutamina no ciclo TCA tem várias finalidades: gera equivalentes redutores para a cadeia de transporte de electrões (CTE) e para a fosforilação oxidativa, tornando-se uma importante fonte de energia[60] , e é um importante nutriente anaplerótico, alimentando a produção líquida de oxaloacetato para compensar a exportação de intermediários do ciclo para abastecer o anabolismo.[61] A oxidação da glutamina também contribui para a homeostase redox, fornecendo carbono à enzima málica, algumas isoformas da qual produzem NADPH. No tumor, a síntese de novo de glutamina no fígado e nos tecidos circundantes é provavelmente crítica para o crescimento das células tumorais.[62]

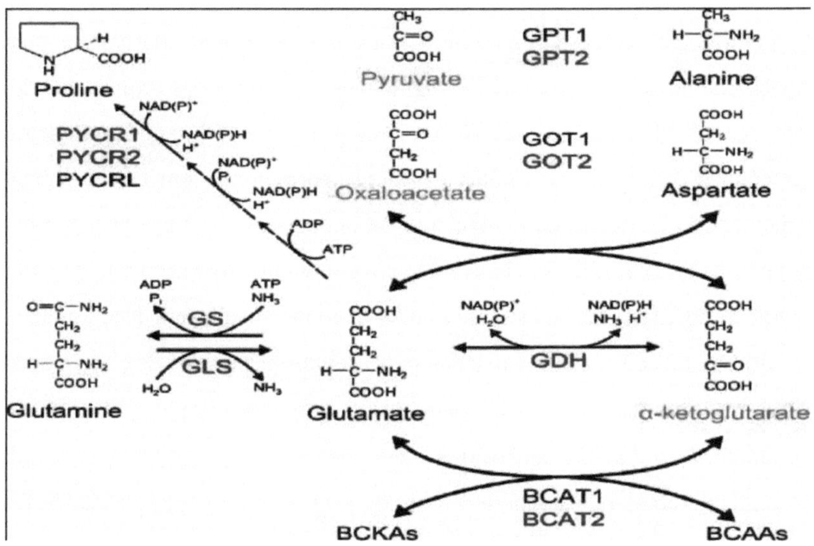

Figura 4: Coordenação do metabolismo do carbono e do azoto nos aminoácidos. [63] O glutamato e aKG são substratos chave em numerosas reacções de transaminação e podem também servir como precursores da glutamina, prolina e do ciclo TCA. As enzimas mitocondriais que catalisam estas reacções estão destacadas a azul, e os intermediários do ciclo TCA estão destacados a laranja (o piruvato entra no ciclo TCA como acetil-CoA ou oxaloacetato).

Prolina

O metabolismo e a síntese mitocondriais da prolina são extremamente importantes para as células tumorais, pelo menos em parte devido às propriedades químicas únicas e modificáveis que confere às proteínas. A prolina é sintetizada a partir da glutamina ou da ornitina derivada do ciclo da ureia através do intermediário pirrolina-5-carboxilato (P5C). A P5C é então convertida em prolina através da enzima dependente de NAD(P)H pirrolina-5-carboxilato redutase (PYCR), que existe em três isoformas: PYCR1, PYCR2 e PYCRL (Figura 4).[64] A formação de espécies reactivas de oxigénio (ERO) que acompanham a oxidação da prolina tem sido associada a uma série de eventos a jusante. Outros sugeriram que a geração de ERO através do complexo III é a fonte de ERO mitocondrial utilizada para a sinalização, uma vez que as ERO são libertadas para o espaço inter membranoso.[65] A partir deste local, as ERO podem ser transferidas para fora da mitocôndria para regular vários alvos. A expressão de POX é induzida pelo supressor tumoral p53 e a expressão ectópica de POX em células de cancro do cólon DLD-1 induz a paragem do ciclo celular e reduz a carga tumoral em modelos de xenoenxertos.[66]

Aspartato e asparagina

O aspartato pode ser gerado a partir do intermediário TCA oxaloacetato pela atividade da transaminase mediada pelo glutamato (figura 4); assim, a biossíntese do aspartato e dos metabolitos a jusante está intimamente ligada à atividade mitocondrial. As transaminases do aspartato, que convertem bidireccionalmente o aspartato e o alfa-cetoglutarato (Akg) em oxaloacetato (OAC) e glutamato, são importantes para o crescimento do adenocarcinoma pancreático humano (PDAC). O gene oncogénico k-ras (KRAS), a mutação mais comum no PDAC, redirecciona o metabolismo da glutamina para a produção de aspartato em vários contextos. Pensa-se que esta reprogramação metabólica facilita a regeneração de NADPH para a biossíntese redutora e a homeostase redox, bem como de NAD+ para manter a glicólise.[67] Além disso, o aspartato e a glutamina são os precursores da asparagina, que é sintetizada no citosol pela asparagina sintetase (ASNS). A expressão da ASNS é necessária para a sobrevivência de linhas celulares de glioma e neuroblastoma em cultura.[68] Por último, o aspartato é um iniciador-chave da síntese de pirimidina e doa azoto para a síntese de purina através da adenilosuccinato sintetase, realçando ainda mais o papel do metabolismo mitocondrial do aspartato na biossíntese de células tumorais. [63]

Alanina

A produção de alanina através das transaminases de alanina, que transferem um grupo amino entre o glutamato e o piruvato para produzir alanina e αKG, não só fornece alanina proteinogénica como também αKG para a atividade do ciclo TCA (Figura 4). De facto, a secreção de alanina é mais elevada nas linhas celulares de melanoma do que nos melanócitos normais e é bastante significativa nos tumores de carcinoma do cólon humano.[69]

Serina, Glicina, Metabolismo de um carbono:

A glicólise fornece ATP e energia na maioria dos tipos de células, mas as células cancerosas utilizam extensivamente a glicólise para manter o anabolismo, que é necessário para o crescimento do tumor. A biossíntese da serina é um componente destas vias de derivação da glicólise. As células cancerosas utilizam a fosfoglicerato desidrogenase (PHGDH) e o NAD para oxidar 10% do 3-fosfoglicerato gerado pela glicólise no precursor da serina, o 3-fosfohidroxipiruvato.[70]As enzimas subsequentes da via convertem o 3-fosfohidroxipiruvato em serina através de reacções de transaminação (PSAT1) e de hidrólise do éster fosfato (PSPH). A expressão da PHGDH está normalmente sobre-regulada no cancro da mama triplo-negativo e no melanoma.[71] Nestes tumores, o locus genómico no cromossoma humano 1p12 que codifica a PHGDH está sujeito a amplificação frequente, apesar de não estarem incluídos quaisquer oncogenes nesta região.[72] Estas análises sugerem que os tumores com amplificação da PHGDH podem explorar a atividade de biossíntese da serina. Por conseguinte, a regulação positiva da PHDGH e a biossíntese de serina podem ser necessárias e/ou suficientes para sustentar o crescimento do cancro e a transformação oncogénica. Através destas vias, a via de síntese da serina é um dos principais contribuintes para os intermediários do TCA; é responsável por cerca de metade do fluxo anaplerótico para o ciclo do TCA.[73]

A síntese de novo da serina desempenha um papel crucial como fornecedor de precursores para várias vias biossintéticas. De facto, a serina pode ser convertida em glicina pela enzima serina hidroxil metil transferase (SHMT) .[74] Esta reação representa uma importante fonte de grupos metilo para os pools de um carbono que são necessários para a biossíntese de GSH, proteínas, purinas e metilação do ADN/histonas.[75] Por conseguinte, a SHMT ocupa uma posição crítica na convergência de duas vias-chave para a intervenção quimioterapêutica: o metabolismo da serina/glicina e a biossíntese de nucleótidos.[76] Na célula, estão presentes duas isoformas de SHMT. A SHMT1 está localizada no citoplasma, enquanto a SHMT2 está presente nas mitocôndrias. Curiosamente, o c-Myc regula diretamente a expressão dos genes shmt1 e shmt2.[77] Várias evidências experimentais indicam que a captação e o catabolismo da glicina podem promover a tumorigénese, indicando que o metabolismo da glicina pode ser um potencial alvo de intervenção terapêutica[78]

No caso do metabolismo de um carbono, a integração é efectuada através da doação de unidades de carbono de aminoácidos específicos. Estas unidades de carbono são distribuídas através de uma série de reacções químicas para utilização em diversos processos celulares que incluem a biossíntese celular, a regulação do estado redox, a regulação da epigenética através da metilação dos ácidos nucleicos e das proteínas e a manutenção do genoma através da regulação dos pools de nucleótidos. As mutações por perda de função nas enzimas que estão envolvidas nestas vias podem levar a defeitos de crescimento tanto em animais como em seres humanos, sublinhando o papel do metabolismo de um carbono na modulação do crescimento celular.[79]

Arginina

Embora a arginina seja um aminoácido dispensável (não essencial) para os seres humanos saudáveis, é condicionalmente essencial em determinadas condições fisiológicas ou estados de doença.[80] Por exemplo, muitos tumores dependem de arginina exógena para crescer, uma vez que não possuem a enzima argininosuccinato sintetase 1 (ASS1).[81] A ASS1 catalisa a conversão de citrulina em argininosuccinato de uma forma dependente de ATP, completando um dos últimos passos na via biossintética da arginina.[82] A perda de ASS1 impede a produção de arginina e pode levar à depleção de arginina. As linhas celulares de osteossarcoma e de cancro da bexiga que expressam níveis baixos de ASS1 não conseguiram crescer num meio sem arginina, indicando que ASS1 se comporta como um supressor de tumores.[83] Além disso, os TAMCs expressam níveis elevados de outra enzima no metabolismo da arginina, a arginase 1, que hidrolisa a arginina em ureia e ornitina e sustenta o crescimento do tumor fornecendo precursores para a síntese de poliaminas.[84] No entanto, os TAMC podem travar a proliferação de células T citotóxicas e induzir a disfunção das células T através de mais do que um mecanismo, incluindo a produção de óxido nítrico a partir da arginina pela óxido nítrico sintase.[85]

Triptofano

O catabolismo do triptofano no cancro é cada vez mais reconhecido como um importante fator microambiental que suprime as respostas imunitárias antitumorais. Foi proposto que o aminoácido essencial triptofano é catabolizado no tecido tumoral pela enzima limitadora da taxa de indoleamina-2,3-dioxigenase (IDO) expressa nas células tumorais ou nas células apresentadoras de antigénios. Esta via metabólica cria um ambiente imunossupressor nos tumores e nos gânglios linfáticos de drenagem tumoral, induzindo a energia e a apoptose das células T através da depleção de triptofano e da acumulação de catabolitos de triptofano imunossupressores.[86]

Relação entre o metabolismo das proteínas, dos lípidos e dos hidratos de carbono no cancro

As células cancerosas apresentam frequentemente uma taxa elevada de consumo de glicose, mesmo em condições ricas em oxigénio, um processo designado por glicólise aeróbica ou "efeito Warburg".[87] Warburg postulou que o aumento da produção de energia através da glicólise aeróbica nas células cancerosas era uma consequência de um metabolismo oxidativo mitocondrial deficiente.[88] No entanto, é agora evidente que os tumores raramente apresentam defeitos mitocondriais e que a maioria das células cancerosas continua a depender da fosforilação oxidativa para produzir a maior parte da sua energia.[89] Além disso, a glicólise aeróbica não é exclusiva das células tumorais, sendo também uma caraterística comum das células normais em proliferação.[90] A principal função da glicólise aeróbica elevada é gerar biomassa, desviando os intermediários glicolíticos para a biossíntese de macromoléculas (nucleótidos, lípidos, proteínas) necessárias à rápida proliferação das células tumorais (figura 5). [91]Um modelo alternativo do metabolismo do cancro, denominado "efeito Warburg inverso", foi descrito mais recentemente. Neste modelo, as células estromais glicolíticas sob stress oxidativo geram lactato, corpos cetónicos, glutamina e ácidos gordos que são absorvidos pelas células tumorais metastáticas para gerar energia através do metabolismo oxidativo mitocondrial.[92] Embora este fenómeno possa ter relevância para o efeito antitumoral dos antioxidantes naturais.[93] O aumento do consumo de aminoácidos resultante da sobreexpressão dos transportadores de superfície celular nas células tumorais constitui uma alternativa à glucose. A glutamina é utilizada como fonte de azoto e carbono para gerar componentes biossintéticos e para o metabolismo mitocondrial, essencial para o crescimento, a proliferação e a sobrevivência (figura 5). [94]

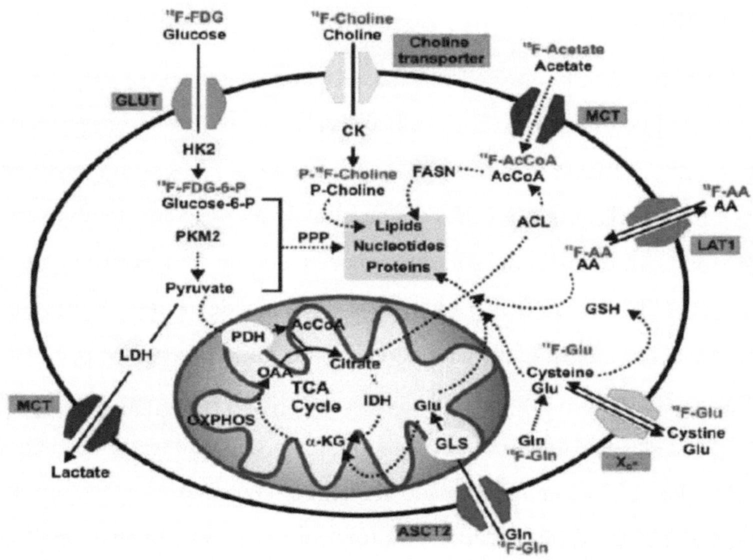

Figura 5 Esquema das principais vias metabólicas no cancro. [95]

HK2=hexoquinase2; PKM2=piruvato quinase m2; LDH=lactato desidrogenase; PDH=piruvato desidrogenase; IDH=isocitrato desidrogenase; GLS=glutaminase; ACL=atp-citrato-liase; FASN=ácido gordo sintase; CK=colina quinase; GLUT=transportador de glicose; MCT=transportador de momnocarboxilato; LAT1=transportador de aminoácidos do sistema I; ASCT2=transportador de glutamina do sistema ASCT; Xc=transportadores de glutamato;18F-FDG-6-FOSFATO ;GLUCOSE-6-P=glicose-6-fosfato ;PPP=via da pentose fosfato ;AcCoA=acetil CoA ; a- KG=a-cetoglutarato;OAA=oxaloacetato; OXPHOS=fosforilação oxidativa ; Ciclo TCA=ciclo do ácido tricarboxílico; Gln=glutamina; 18F-Glu=análogos do glutamato marcados com 18F; GSH=glutatião; AA=aminoácidos; 18F-AA=análogos de aminoácidos marcados com 18F; P-colina=fosfocolina

Também foram descritas alterações nas vias biossintéticas dos lípidos no cancro.[96] Ao contrário da maioria das células normais, as células tumorais reactivam a síntese de novo de lípidos.[97] A síntese de ácidos gordos contribui para muitos aspectos da transformação, incluindo a sobrevivência sob stress oxidativo e energético, a manutenção de uma taxa glicolítica elevada, o crescimento e a proliferação^96] Entre outras alterações, a expressão da sintase de ácidos gordos, uma enzima essencial para a síntese de ácidos gordos, está aumentada em vários cancros, incluindo os tumores da mama e da próstata. [98] Talvez o desenvolvimento mais significativo dos últimos anos seja a constatação de que a reprogramação metabólica está intimamente ligada à sinalização oncogénica. A ativação de vias oncogénicas, ou a perda de supressores tumorais, aumenta a glicólise através da regulação positiva da expressão dos transportadores de glicose e/ou de várias enzimas glicolíticas. [99] A indução do fator de transcrição HIF-1 sob hipoxia leva a um aumento da expressão de ácido gordo sintase, promovendo assim a lipogénese para formação de membranas e armazenamento de energia. [96]A sinalização PI3 kinase/AKT pode ativar a ATP-citrato liase, que converte o citrato citoplasmático em acetil-CoA para promover a síntese de lípidos.[99] A caraterização das interações cooperativas entre os mecanismos metabólicos e oncogénicos identificou vários alvos moleculares fundamentais para o diagnóstico por imagem e/ou para a terapia e levou ao desenvolvimento de vários inibidores metabólicos, muitos dos quais já se encontram em avaliação pré-clínica[100]

Complicação do metabolismo anormal das proteínas no cancro: Angiogénese e metástases

A proximidade de uma célula cancerosa de um vaso sanguíneo determina o seu destino, ao passo que as células cancerosas situadas a mais de 150 pm de um vaso sofrem uma morte celular programada.[101] O crescimento do tumor para um tamanho superior a alguns milímetros de diâmetro conduz à hipóxia e à privação de nutrientes, que activam o "interrutor angiogénico" e permitem que os tumores progridam.[102] As células cancerosas produzem citocinas e factores de crescimento que actuam de forma autócrina para promover a sua própria expansão e de forma parácrina para transmitir informações às células adjacentes quiescentes. A angiogénese diminui as pressões metabólicas associadas à divisão irrestrita das células cancerosas e aumenta a probabilidade de disseminação das células cancerosas. O microambiente tumoral torna-se enriquecido em fator de crescimento endotelial vascular (VEGF), um mediador primário da angiogénese patológica[103].

Mecanismos de angiogénese induzida por tumores

O mecanismo inclui: degradação da membrana basal por proteases, migração das células endoteliais para o espaço intersticial e brotamento, proliferação das células da ponta e formação do lúmen, formação de anastomoses e estabelecimento do fluxo sanguíneo [104].

As células endoteliais desempenham um papel importante na angiogénese tumoral. Observa-se que os vasos sanguíneos são formados principalmente por células endoteliais.[105] As células endoteliais contêm filamentos de actina F e de miosina não muscular, designados por cabos do citoesqueleto, que se contraem em resposta a factores de crescimento.[106] Além disso, os factores de crescimento libertados pelas células tumorais e pelo microambiente tumoral induzem a formação e a reorganização destes filamentos endoteliais. As células endoteliais reorganizadas dividem-se então continuamente para formar uma coluna de migração, uma sequência semelhante a uma corda para formar tubos ocos, para permitir o fluxo sanguíneo. As células endoteliais aderem umas às outras para formar um lúmen enquanto a membrana basal é formada. Finalmente, os rebentos dos vasos sanguíneos fundem-se uns com os outros, para formar um sistema circulatório[107].

A remodelação das proteínas da matriz extracelular (ECM) é uma componente integral do processo angiogénico. Foi documentada uma variedade de mecanismos sobre a forma como a MEC desempenha um papel fundamental na regulação da angiogénese.[108] As principais proteínas da MEC que promovem a angiogénese incluem o colagénio, a laminina e a fibronectina. O colagénio IV e a laminina são proteínas predominantes da lâmina basal, uma MEC com 50 nm de largura que fornece suporte estrutural às células endoteliais e cria uma separação das células perivasculares adjacentes. A maioria das proteínas da MEC medeia a angiogénese através de motivos de arginina-glicina-ácido aspártico (RGD), que se ligam a integrinas que medeiam a sinalização externa.[109]

Um dos mecanismos de condução da angiogénese resulta do aumento da produção do fator de crescimento endotelial vascular (VEGF) na sequência da regulação positiva do fator de transcrição induzido pela hipóxia. [110] O VEGF e os seus receptores desempenham um papel fundamental na angiogénese normal e patológica. A ativação do eixo VEGF/VEGF-recetor (VEGFR) desencadeia múltiplas redes de sinalização que resultam na sobrevivência, mitogénese, migração e diferenciação das células endoteliais, na permeabilidade vascular e na mobilização de células progenitoras endoteliais (EPCs) da medula óssea para a circulação periférica. [111]

Metástases:

As metástases representam os produtos finais de um processo celular-biológico multifásico denominado cascata de invasão-metástases, que envolve a disseminação de células cancerosas para locais de órgãos anatomicamente distantes e a sua subsequente adaptação a microambientes de tecidos estranhos. Cada um destes eventos é impulsionado pela aquisição de alterações genéticas e/ou epigenéticas nas células tumorais e pela cooptação de células estromais não neoplásicas, que, em conjunto, conferem às células metastáticas incipientes as caraterísticas necessárias para gerar metástases macroscópicas.[112] Um maior número de doentes terá também micrometástases que não são detectadas pelas técnicas convencionais. Assim, a metástase é o acontecimento que mais ameaça a vida dos doentes com cancro.

O processo é composto por uma série de eventos sequenciais que têm de ser completados para que a célula tumoral consiga metastizar com sucesso, a chamada cascata metastática. Este processo contribui para a complexidade do cancro enquanto doença multiplex. Durante a cascata metastática, as alterações na adesão célula-célula e célula-matriz são de extrema importância.^][13]

Dentro do tumor primário, há uma proliferação clonal de células que desenvolvem a capacidade de invadir e metastizar. O primeiro passo fundamental na invasão é o facto de as células malignas perderem as suas moléculas de adesão célula-a-célula (caderinas). O segundo passo fundamental é a ligação dos receptores celulares à laminina (uma glicoproteína) na membrana basal e a libertação de metaloproteinases (por exemplo O terceiro passo fundamental é a ligação dos receptores celulares à fibronectina e a outras proteínas da matriz extracelular (ECM) e a sua decomposição.[44]]O vaso sanguíneo na vizinhança do tumor pode então fornecer uma via para as células destacadas entrarem no sistema circulatório e metastizarem para locais distantes.[114]] Transporte; o movimento através da corrente sanguínea é "unidirecional", as células tumorais viajam isoladamente ou como aglomerados com plaquetas, chamados êmbolos, na direção do fluxo sanguíneo. Os êmbolos podem proteger as células tumorais das forças de cisalhamento dentro da corrente sanguínea.[4 9] Extravasamento; quando a célula tumoral chega a um ponto provável de intravasamento, interage com as células endoteliais através de interações bioquímicas, desenvolve a adesão às células endoteliais para formar ligações mais fortes e, assim, penetra no endotélio e na membrana basal. O novo tumor pode então proliferar neste foco secundário.[11 5] Colonização metastática; última fase da metástase e envolve o estabelecimento de um tumor em crescimento progressivo num local distante, envolvendo a formação de novos vasos sanguíneos como um processo essencial para fornecer nutrientes e oxigénio.[49]

Proteínas da metástase

Várias evidências mostram que a osteopontina (OPN) está envolvida em diferentes processos associados à malignidade, tais como aumento da migração e invasão celular, aumento da metástase, proteção contra a apoptose.[116] As vias de sinalização da OPN medeiam a progressão tumoral e a metástase através de: 1- Inibição da apoptose; 2-Invasão da matriz extracelular; 3- Adesão e migração de células tumorais; 4-Evasão da imunidade do hospedeiro; 5- Neovascularização.[117]

A expressão da galectina-3 está relacionada com a transformação neoplásica e a progressão para metástases na mama[118] , no cólon, no estômago e na tiroide.[119] Foi demonstrado que a expressão da galectina-3 aumenta a migração e/ou a invasão do melanoma[120] , do cancro do pulmão[121] , do sarcoma[122] e do cancro gástrico[123] .

A proteína de ativação de fibroblastos α (FAPα) é uma serina protease transmembranar e está altamente expressa em fibroblastos associados ao cancro, presentes em >90% das neoplasias epiteliais humanas.[124] Além disso, a FAP desempenha um papel na digestão e invasão da matriz através da sua atividade de gelatinase.[125] Os péptidos secretados pela FAPα podem clivar proteínas nativas da MEC, incluindo o colagénio I, o colagénio IV, a fibronectina, a laminina e a gelatina.[126] Além disso, as FAPα têm um papel proeminente na invasão tumoral, nas metástases e na angiogénese.[127]

As proteínas associadas à actina têm funções bem definidas na invasão das células tumorais, como os filopódios, os lamelipódios e os invadopódios.[128] As células cancerígenas malignas utilizam a sua capacidade migratória intrínseca para invadir os tecidos adjacentes e a vasculatura e, em última análise, para metastizar. Recentemente, vários estudos revelaram que as moléculas que ligam os sinais migratórios ao citoesqueleto de actina são reguladas positivamente nas células cancerosas invasivas e metastáticas. [129] Uma transição epitelial-mesenquimal (EMT) é um processo biológico que permite que uma célula epitelial polarizada sofra várias alterações bioquímicas que lhe permitem assumir um fenótipo de célula mesenquimal, que inclui uma maior capacidade migratória, invasividade, elevada resistência à apoptose e uma produção muito maior de componentes da MEC.[130] A ativação de um programa EMT foi proposta como o mecanismo crítico para a aquisição de fenótipos malignos por células cancerígenas epiteliais. [131]

Um aspeto crítico do comportamento invasivo e metastático envolve interações adesivas das células tumorais com outras células ou com a matriz extracelular através da família integrina de receptores de superfície celular.[1³ 2] Keller e Brown demonstraram que a associação frequente de metástases ósseas com cancro da próstata avançado é determinada pela interação mediada por integrinas entre as células cancerosas metastáticas e o microambiente ósseo.[133] A expressão celular tumoral de integrinas ($\alpha v \beta 3$, $\alpha v \beta 5$, $\alpha 5 \beta 1$, $\alpha 6 \beta 4$) está correlacionada com a progressão metastática no melanoma, carcinoma da mama, cancro da próstata, do pâncreas e do pulmão. [134]

Caquexia

A caquexia oncológica foi definida como uma síndrome multifatorial definida por uma perda contínua de massa muscular esquelética (com ou sem perda de massa gorda) que não pode ser totalmente revertida pelo apoio nutricional convencional e conduz a uma incapacidade funcional progressiva. A sua fisiopatologia é caracterizada por um balanço proteico e energético negativo, resultante de uma combinação variável de ingestão alimentar reduzida e metabolismo anormal. O critério de diagnóstico acordado para a caquexia foi uma perda de peso superior a 5%, ou uma perda de peso superior a 2% em indivíduos que já apresentavam depleção de acordo com o peso corporal e a altura actuais (índice de massa corporal [IMC] <20 kg/m²) ou massa muscular esquelética (sarcopenia).[135] Assim, os doentes sofrem de perda muscular grave, catabolismo contínuo, baixo nível de desempenho e doença metastática. Nesta fase, o objetivo da terapêutica é a paliação dos sintomas e a redução do sofrimento do doente e da família.[136]

Despesa de energia

O aumento do dispêndio de energia contribuiria igualmente para o processo de perda de peso. Cerca de 70% do dispêndio total de energia em pessoas sedentárias resulta do dispêndio de energia em repouso (REE). O GER em doentes com cancro é fortemente determinado pelo tipo de tumor. Assim, o GER é elevado em doentes com cancro do pulmão[137] e do pâncreas[138] , ao passo que não há aumento do GER em doentes com cancro gástrico e colorrectal.[137] Estas observações podem refletir a proximidade da morte dos doentes no momento da medição, uma vez que os doentes desnutridos perto da morte apresentam um aumento da REE, o que pode estar relacionado com a utilização da última massa muscular esquelética [139].

Metabolismo das proteínas na caquexia

A caquexia é caracterizada por uma perda específica do músculo esquelético, enquanto o compartimento proteico não muscular é relativamente preservado. Esta perda pode ser muito grande, assim, em doentes com cancro do pulmão que perderam 30% do seu peso estável antes da doença, houve uma queda de 75% na massa proteica do músculo esquelético. Esta situação conduz a uma fraqueza muscular generalizada (astenia) e à morte por imobilidade e pneumonia hipostática. [140]

A perda de massa muscular é importante na fisiopatologia da caquexia e uma das principais causas de fadiga nos doentes. [141] A perda acelerada ou exagerada de massa muscular esquelética distingue a caquexia da perda de peso que se deve apenas à redução da ingestão de energia. Vários grupos de investigadores sugeriram que a actomiosina, a actina e a miosina são seletivamente alvo de degradação em condições clínicas associadas à caquexia. Acharyya et al.[142] escreveram que "os factores de caquexia são notavelmente selectivos na seleção da cadeia pesada da miosina". Em ratos com tumores do cólon-26, descobriram que 2 marcadores de inflamação que são tipicamente elevados com a caquexia, o fator de necrose tumoral-a e o interferão-y, reduzem a expressão da miosina. Estes dados sugerem que a miosina é um alvo específico e que tanto as vias de degradação das proteínas como as vias de síntese são influenciadas. O alvo seletivo do músculo esquelético deve-se, pelo menos em parte, à inflamação sistémica que acompanha frequentemente as condições clínicas associadas à caquexia. Parece também que a taxa de degradação das proteínas musculares é aumentada. A ativação do fator de transcrição nuclear κB (NF-κB) pode ser um importante regulador da expressão do proteassoma e da degradação proteica do músculo esquelético. Os inibidores do NF-κB atenuaram completamente a degradação proteica em miotubos murinos e o inibidor DO NF-κB resveratrol atenuou significativamente a perda de peso e a degradação proteica muscular em ratinhos portadores do tumor MAC16.[143]

A caquexia está também associada a uma redução das hormonas anabólicas em circulação. As concentrações de testosterona estão muito reduzidas nos doentes com caquexia, o que resulta numa baixa regulação da taxa de síntese proteica muscular. Embora a hormona do crescimento circulante e o fator de crescimento semelhante à insulina-I (IGF-I) pareçam estar inalterados (em comparação com as concentrações normais) em doentes com insuficiência cardíaca, Hambrecht et al.[144] descreveram uma resistência do músculo esquelético à influência da hormona do crescimento, incluindo uma redução de 52% na expressão do IGF-I e do recetor do IGF-I.

Embora o fornecimento de nutrição em pacientes com caquexia possa fornecer energia e aminoácidos para a síntese de proteínas, em certas condições caquéticas, o fornecimento de energia e proteínas mantém o peso, mas não a massa muscular.[145] Nestes doentes, a perda de peso ocorreu quando o fornecimento de energia foi inferior ao gasto energético total que aumentou em resultado de um aumento substancial da taxa metabólica basal.[146]

Proteínas e prevenção do cancro:

Limitar o consumo de carnes processadas e carnes vermelhas

Reduzir o consumo de carne e de produtos lácteos O consumo mais elevado de carne vermelha, especialmente de carne processada, tem sido associado a um maior risco de cancro colorrectal em muitos estudos prospectivos e numa meta-análise destes estudos.[147] Embora o consumo de carne durante a meia-idade ou mais tarde não tenha sido geralmente associado ao risco de cancro da mama, foi observada uma relação positiva com o consumo na adolescência e no início da vida adulta.[148] Minimize o consumo de carnes processadas, como bacon, salsichas, carnes de almoço e cachorros-quentes. Além disso, escolha peixe, aves ou feijão como alternativa à carne vermelha (vaca, porco e borrego). Além disso, prepare carne, aves e peixe assando, grelhando ou escalfando em vez de fritar ou grelhar.[149] Além disso, em outubro de 2015, 22 cientistas de dez países reuniram-se na Agência Internacional de Investigação do Cancro (IARC) em Lyon, França, para avaliar a carcinogenicidade do consumo de carne vermelha e de carne processada. A IARC classificou a carne processada como cancerígena, ou seja, como algo que causa cancro. E classificou a carne vermelha como um provável carcinogéneo, algo que provavelmente causa cancro. A IARC é a agência do cancro da Organização Mundial de Saúde. [150]

Produtos de soja

A soja e os alimentos derivados da soja são uma excelente fonte de proteínas e contêm vários fitoquímicos, sendo uma fonte rica de fitoquímicos isoflavona, que têm uma fraca atividade estrogénica e podem proteger contra cancros dependentes de hormonas. Existem provas crescentes, provenientes de estudos epidemiológicos, de que o consumo de alimentos tradicionais à base de soja, como o tofu, pode diminuir o risco de cancro da mama, da próstata ou do endométrio, e existem provas selecionadas de uma redução do risco de alguns outros tipos de cancro.[151]

Proteínas e tratamento do cancro:

Proteína supressora; P53

O p53 é conhecido como um gene supressor de tumores importante para a manutenção da integridade genómica. Além disso, o p53 é regulado pela proteína MDM2, que participa na rápida degradação do p53. A ativação e acumulação do p53 é uma resposta ao stress celular, como os danos no ADN. A p53 activada é um fator de transcrição de ligação ao ADN específico da sequência e alguns genes-alvo da sua atividade transcricional são importantes para a paragem do ciclo celular ou para induzir a apoptose.[152] interações entre a MDM2 e a p53 com inibidores de pequenas moléculas (quadro 3) são utilizadas na terapia do cancro para ativar a p53 [153].

Foram concebidas inúmeras estratégias para corrigir uma via reguladora p53 disfuncional. Os inibidores de pequenas moléculas da interação p53-MDM2, as terapias com o gene p53 e os medicamentos que actuam como chaperones ligando-se ao p53 mutante e restaurando a sua função são algumas das abordagens atualmente em ensaios clínicos (Quadro 2). Um avanço neste domínio foi o desenvolvimento da nutrina, o primeiro inibidor de pequenas moléculas da interação p53-MDM2.[154]

Quadro 2: Activadores do P53 atualmente em ensaios clínicos. [153]

Composto (medicamento)	Mecanismo de ação	Empresa
RG7112 (também conhecido como RO5045337)	Antagonista MDM2 de pequenas moléculas	Roche
PRIMA-1MET (também conhecido como APR-246)	Reativação do p53 mutante	Aprea

Tabela 3: Compostos que se ligam ao MDM2 ou ao p53 mutante

Compostos	Mecanismo de ação	Refs

(medicamento)		
Nutlin3a , RG7112, RG7388, Ro-2443	ligação ao MDM2	[155]
PRIMA-1MET (também conhecido como APR-246)	dobragem de proteínas	[156]

Enzimas metabólicas de aminoácidos orientadas para a terapia do cancro

Os recentes avanços no domínio do metabolismo dos aminoácidos revelaram que o tratamento das enzimas metabólicas dos aminoácidos na terapia do cancro é uma estratégia promissora para o desenvolvimento de novos agentes terapêuticos. Existem atualmente vários medicamentos em ensaios clínicos que visam especificamente as vias metabólicas dos aminoácidos nas células tumorais (quadro 4). [157]

Quadro 4: Enzimas metabólicas de aminoácidos visadas na terapia do cancro.

Metabolismo dos aminoácidos	Enzima alvo	Conceção de medicamentos	Tipo de cancro	Ref
Arginina	ASS1, Arginina desaminase	ADI-PEG20	CHC (não ressecável e metastático)	[158]
Triptofano	IDO	Indoximod e docetaxel	Vários tumores sólidos metastáticos	[159]
Serina	PHGDH	Neuraminida se enzima (NA)	Linhas celulares de melanoma e de cancro da mama (SkBr3, MCF7)	[35]
Glicina	SHMT1	NA	Linfomagenes aceleradas - é	[160]
Glutamina	Etapas	L-DON2,	Vários tumores	[161]

| enzimáticas dependentes da glutamina | azaserina2 | xenoenxertados em animais e humanos | |
| BCATc | NA | Células de glioblastoma U-87MG com BCATcshRNA; local do tumor no transplante intracerebral | [162] |

Leucina, isoleucina, valina

3- Terapia anti-angiogénica

Poucos fármacos anti-angiogénicos se revelaram suficientemente eficazes para serem considerados candidatos a monoterapia, mas os ensaios pré-clínicos e clínicos em curso estão a fornecer provas crescentes de que esta abordagem terapêutica produziria melhores resultados quando conjugada com a terapêutica convencional, precisamente com a quimioterapia padrão (Quadro 5).[163] O bevacizumab ou Avastin é um anticorpo monoclonal humanizado contra o VEGF solúvel e tem sido investigado em numerosos estudos pré-clínicos e clínicos (quadro 5). Os inibidores dos pequenos receptores da tirosina quinase são uma das principais classes de fármacos anti-angiogénicos que foram objeto de investigação aprofundada[164]

Quadro 5: Medicamentos inibidores da angiogénese e molécula alvo

Medicamentos	Objetivo	Referências
Vandetanib	VEGFR-1,-2,-3,EGFR	[164]
Sunitinib	VEGFR-1,-2,PDGFR	[164]
Bevacizumab	VEGF-A	[165]
Marimastat	MMP-1,-2,-3,-7,-9	[165]
Etaracizumab	Integrina αV	[166]
Prinomastat	MMP-2,-9	[167]
Rebimastat	MMP-1,-2,-8,-9,-13,-14	[168]
Neovastat	MMP-2,-9,-12,VEGF	[164]

Agentes que têm como alvo as tirosina-quinases

A terapia dirigida refere-se a uma nova geração de medicamentos anticancerígenos concebidos para interferir com um alvo molecular específico, normalmente uma proteína com um papel crítico no crescimento ou progressão do tumor. Esta abordagem difere da abordagem mais empírica utilizada na quimioterapia citotóxica convencional, que tem sido a base da utilização de medicamentos anticancerígenos nas últimas décadas.[169] A terapia dirigida tem o potencial de reduzir ou eliminar muitos dos problemas actuais no domínio da quimioterapia citotóxica, como a produção de toxicidade grave para as células hospedeiras. Estão disponíveis vários tipos de terapia direcionada, mas esta revisão centra-se em particular nos inibidores da tirosina quinase de pequenas moléculas. Alguns inibidores de tirosina-quinase de pequenas moléculas foram aprovados para utilização na terapêutica do cancro e vários outros encontram-se em várias fases de ensaios clínicos. (A Tabela 6 apresenta um resumo destes agentes e da sua utilização na terapêutica do cancro.[170]

Quadro 6: Inibidores da tirosina quinase para o tratamento do cancro

Inibidor	Alvo da tirosina quinase	referência
Gefitinib (Iressa)	ErbBl (EGFR)	[171]
Lapatinib (GW-572016)	ErbB2	[172]
Canertinib (CI-1033)	EGFR (não seletivo)	[173]
Semaxinib (SU5416)	VEGFR-2 c-IT FLT-	[174]
Vatalanib (PTK787/ZK222584)	VEGFR-1 (Flt-1)	[175]
Sutent (SU11248)	VEGFR	[176]
Sorafenib (BAY 439006)	B-Raf	[177]
Leflunomida (SU101)	PDGFR	[178]

Conclusões e perspectivas

As células cancerosas têm de reconfigurar o metabolismo celular para satisfazer as exigências do crescimento e da proliferação. Recentemente, os investigadores começaram a compreender a natureza biológica precisa destas alterações e que estes processos metabólicos alterados podem ser um motor fundamental do crescimento tumoral, em vez de serem simplesmente uma consequência do cancro. Há claramente muito a aprender sobre a inter-relação do metabolismo da glucose e da glutamina no apoio ao crescimento e proliferação celular e sobre a forma como o metabolismo dos nutrientes é coordenado para apoiar o crescimento/proliferação celular bem sucedido. Há cada vez mais provas da existência de um diálogo cruzado entre as vias de sinalização e o controlo metabólico em todos os organismos multicelulares estudados [179]. A nossa compreensão do metabolismo das proteínas tumorais continua a evoluir com os avanços em várias estratégias de modelação e estratégias integradas para utilização em estudos terapêuticos. Por conseguinte, o objetivo final é conceber estratégias de tratamento que afectem várias vias do metabolismo das proteínas que retardem a progressão do tumor, melhorem a resposta à terapêutica e resultem num desfecho clínico positivo. Além disso, se não formos capazes de erradicar o cancro nas próximas décadas, há ainda um grande esforço a fazer para prevenir a ocorrência de cancro através de uma dieta saudável e da alteração do nosso estilo de vida.

Referências

1. Raj AG, Shailaja U, Prasanna RN, Sharanesh T, Gokul J. Revisão sobre a contribuição de Dashapushpa, uma medicina tradicional na gestão do cancro. Jornal Global de Investigação sobre Plantas Medicinais e Medicina Indígena. 2013 Sep 1;2(9):656.

2. Hajdu SI. Uma nota da história: marcos na história do cancro, parte 1. Cancer. 2011 Mar 1;117(5):1097-102.

3. Grange JM, Stanford JL, Stanford CA. Campbell De Morgan's 'Observations on cancer', and their relevance today. Journal of the Royal Society of Medicine. 2002 Jun 1;95(6):296-9.

4. Sudhakar A. History of cancer, ancient and modern treatment methods (História do cancro, métodos de tratamento antigos e modernos). Jornal de ciência e terapia do cancro. 2009 Dec 1;1(2):1.

5. Sociedade Americana do Cancro. O cancro no século XXI. A Sociedade; 2014.

6. Krieger M, Scott MP, Matsudaira PT, Lodish HF, Darnell JE, Zipursky L, Kaiser C, Berk A. Molecular cell biology. São Francisco. 2004.

7. Bioquímica ilustrada de Harper. Nova Iorque: McGraw-Hill Medical, 2015.

8. Hasegawa H, Shinohara Y, Akahane K, Hashimoto T, Ichida K. Alteração da cinética da d-metionina em ratos com insuficiência renal. Aminoácidos. 2011 Apr 1;40(4):1205-11.

9. Ogawa H, Fujioka M. Purificação e caraterização de serina hidroximetiltransferases citosólicas e mitocondriais de fígado de rato. Journal of biochemistry. 1981 Jul 1;90(2):381-90.

10. Emery PW. Basic metabolism: protein. Surgery (Oxford). 2015 Apr 30;33(4):143-7.

11. Kohlmeier M. Nutrigenetics: aplicando a ciência da nutrição pessoal. Academic Press; 2012 Dez 31.

12. Caudill MA, Wang JC, Melnyk S, Pogribny IP, Jernigan S, et al. Intracellular S-adenosylhomocysteine concentrations predict global DNA hypomethylation in tissues of methyl-deficient cystathionine 0- synthase heterozygous mice. The Journal of Nutrition. 2001 Nov 1;131(11):2811-8.

13. Henning SM, Swendseid ME. The role of folate, choline, and methionine

in carcinogenesis induced by methyl-deficient diets. InDietary Fats, Lipids, Hormones, and Tumorigenesis 1996 (pp. 143155). Springer US.

14. Feinberg AP, Gehrke CW, Kuo KC, Ehrlich M. Reduced genomic 5-methylcytosine content in human colonic neoplasia. Cancer research. 1988 Mar 1;48(5): 1159-61.

15. Sharrard RM, Royds JA, Rogers S, Shorthouse AJ. Patterns of methylation of the c-myc gene in human colorectal cancer progression (Padrões de metilação do gene c-myc na progressão do cancro colorrectal humano). British journal of cancer. 1992 maio;65(5):667.

16. Brown R, Strathdee G. Epigenomics and epigenetic therapy of cancer (Epigenómica e terapia epigenética do cancro). Tendências em medicina molecular. 2002 Abr 1;8(4):S43-8.

17. Tsou JA, Hagen JA, Carpenter CL, Laird-Offringa IA. DNA methylation analysis: a powerful new tool for lung cancer diagnosis (Análise da metilação do ADN: uma nova ferramenta poderosa para o diagnóstico do cancro do pulmão). Oncogene. 2002 Aug 12;21(35):5450-61.

18. Jones PA, Baylin SB. The fundamental role of epigenetic events in cancer. Nature reviews genetics. 2002 Jun 1;3(6):415-28.

19. Hanahan D, Weinberg RA. The hallmarks of cancer. cell. 2000 Jan 7;100(1):57-70.

20. Pogribny IP, James SJ, Jernigan S, Pogribna M. Genomic hypomethylation is specific for preneoplastic liver in folate/methyl deficient rats and does not occur in non-target tissues. Mutation Research/Fundamental and Molecular Mechanisms of Mutagenesis. 2004 Abr 14;548(1):53-9.

21. Momparler RL. Cancer epigenetics. Oncogene. 2003 Sep 29;22(42):6479-83.

22. James SJ, Cross DR, Miller BJ. Alterações nos pools de nucleótidos em

ratos alimentados com dietas deficientes em colina, metionina e/ou ácido fólico. Carcinogenesis. 1992 Dec 1;13(12):2471-4.

23. Muehlematter D, Larsson R, Cerutti P. Quebra da cadeia de ADN induzida por oxigénio ativo e poli ADP-ribosilação em células epidérmicas de ratinho JB6 promotoras e não promotoras. Carcinogenesis. 1988 Feb 1;9(2):239-45.

24. Poirier LA. Deficiência do grupo metil na hepatocarcinogénese. Drug metabolism reviews. 1994 Jan 1;26(1-2):185-99.

25. James SJ, Yin L, Swendseid ME. Acumulação de quebras de cadeia de ADN, síntese de timidilato e níveis de NAD em linfócitos de ratos deficientes em dadores de metilo. The Journal of nutrition. 1989 Apr;119(4): 661-4.

26. Lautier D, Lagueux J, Thibodeau J, Ménard L, Poirier GG. Caraterísticas moleculares e bioquímicas do metabolismo da poli (ADP-ribose). Molecular and cellular biochemistry. 1993 May 1;122(2):171-93.

27. Mottram DS, Wedzicha BL, Dodson AT. Química alimentar: a acrilamida é formada na reação de Maillard. Nature. 2002 Oct 3;419(6906):448- 9.

28. Friedman M. Chemistry, biochemistry, and safety of acrylamide. Uma revisão. Journal of agricultural and food chemistry. 2003 Jul 30;51(16):4504-26.

29. Trosko JE. Comentário: será o conceito de "promoção tumoral" um paradigma útil? Molecular carcinogenesis. 2001 Mar 1;30(3):131-7.

30. Gutiérrez JB, de Cerain Salsamendi AL. Fundamentos de ciencia toxicológica. Ediciones Díaz de Santos; 2001 Mar 20.

31. Mehta R. The potential for the use of cell proliferation and oncogene expression as intermediate markers during liver carcinogenesis. Cancer letters. 1995 Jun 29;93(1):85-102.

32. Oliveira PA, Colado A, Chaves R, Guedes-Pinto H, De-La-Cruz P, Luis F, Lopes C. Carcinogénese química. Anais da Academia Brasileira de Ciências. 2007 Dec;79(4):593-616.

33. Fell DA, Snell K. Análise do controlo da biossíntese de serina em mamíferos. Inibição de feedback no passo final. Biochemical Journal. 1988 Nov 15;256(1):97-101.

34. Snell K, Natsumeda Y, Weber G. The modulation of serine metabolism in hepatoma 3924A during different phases of cellular proliferation in culture (A modulação do metabolismo da serina no hepatoma 3924A durante diferentes fases de proliferação celular em cultura). Biochemical Journal. 1987 Jul 15;245(2):609- 12.

35. Locasale JW, Grassian AR, Melman T, Lyssiotis CA, Mattaini KR, et al. Phosphoglycerate dehydrogenase diverts glycolytic flux and contributes to oncogenesis. Nature genetics. 2011 Sep 1;43(9):869-74.

36. Jiang WG, Ablin RJ. Prostate transglutaminase: uma transglutaminase única e o seu papel no cancro da próstata. Biomarcadores em medicina. 2011 Jun;5(3):285-91.

37. Blachier F, Davila AM, Benamouzig R, Tomé D. Channelling of arginine in NO and polyamine pathways in colonocytes and consequences. Frontiers in bioscience (Landmark edition). 2010 Dec;16:1331-43.

38. Luka Z, Mudd SH, Wagner C. Glycine N-methyltransferase and regulation of S-adenosylmethionine levels. Journal of Biological Chemistry. 2009 ,21;284(34):22507-11.

39. Bender DA. Amino acid metabolism. John Wiley & Sons; 2012 Jul 2.

40. Rosenthal MD, Glew RH. Bioquímica médica: metabolismo humano na saúde e na doença. John Wiley & Sons; 2011 Sep 20.

41. Weinstein IB, Joe AK. Mechanisms of disease: oncogene addiction- a rationale for molecular targeting in cancer therapy. Nature clinical

practice Oncology. 2006 Aug 1;3(8):448-57.

42. Chial H. Dos proto-oncogenes aos oncogenes e ao cancro. Educação na Natureza. 2008;1(1):33.

43. Pierotti MA, Frattini M, Sozzi G., Croce C.M.: Oncogenes In: Hong, W.K., Bast, R.C., Hait, W.N., Kufe, D.W., Pollock,R.E., Weichselbaum, R.R., Holland, J.F., Frei, E., Eds. Holland-Frei Cancer Medicine. 8ª ed., People's Medical Publishing House, Shelton, Connecticut. 2010; 68-85.

44. Goljan EF. Patologia de revisão rápida: com acesso online à consulta do aluno. Elsevier Ciências da Saúde; 2013 Jun 7.

45. Renehan AG, Booth C, Potten CS. What is apoptosis, and why is it important? British Medical Journal. 2001 Jun 23;322(7301):1536.

46. Elmore S. Apoptosis: a review of programmed cell death (Apoptose: uma revisão da morte celular programada). Toxicologic pathology. 2007 Jun 1;35(4):495-516.

47. Igney FH, Krammer PH. Morte e anti-morte: resistência dos tumores à apoptose. Nature Reviews Cancer. 2002 Abr 1;2(4):277-88.

48. Paul C, Manero F, Gonin S, Kretz-Remy C, Virot S, Arrigo AP. Hsp27 como regulador negativo da libertação do citocromo C. Molecular and cellular biology. 2002 Feb 1;22(3):816-34.

49. Pecorino L. Molecular biology of cancer: mechanisms, targets, and therapeutics. Oxford university press; 2012 Abr 26.

50. Stankiewicz AR, Lachapelle G, Foo CP, Radicioni SM, Mosser DD. Hsp70 inibe a apoptose induzida pelo calor a montante das mitocôndrias, impedindo a translocação de Bax. Journal of Biological Chemistry. 2005 Nov 18;280(46):38729-39.

51. Vaux DL, Silke J. Mammalian mitochondrial IAP binding proteins. Biochemical and biophysical research communications. 2003 May 9;304(3):499-504.

52. Wunder A, Stehle G, Sinn H, Schrenk H, Hoffbiederbeck D, et al. Enhanced albumin uptake by rat tumors. Revista internacional de oncologia. 1997 Sep 1;11(3):497-507.

53. Stehle G, Sinn H, Wunder A, Schrenk HH, Stewart JC, et al. Plasma protein (albumin) catabolism by the tumor itself-implications for tumor metabolism and the genesis of cachexia. Revisões críticas em oncologia/hematologia. 1997 Jul 31;26(2):77-100.

54. Commisso C, Davidson SM, Soydaner-Azeloglu RG, Parker SJ, Kamphorst JJ, et al. A macropinocitose de proteínas é uma via de fornecimento de aminoácidos em células transformadas em Ras. Nature. 2013 May 30;497(7451):633-7.

55. Lacey JM, Wilmore DW. A glutamina é um aminoácido condicionalmente essencial? Nutrition reviews. 1990 Aug 1;48(8):297-309.

56. Yuneva M, Zamboni N, Oefner P, Sachidanandam R, Lazebnik Y. A deficiência em glutamina, mas não em glucose, induz apoptose dependente de MYC em células humanas. The Journal of cell biology. 2007 Jul 2;178(1):93-105.

57. Mates JM, Segura JA, Martin-Rufian M, Campos-Sandoval JA, Alonso FJ, Marquez J. Glutaminase isoenzymes as key regulators in metabolic and oxidative stress against cancer. Medicina molecular atual. 2013 May 1;13(4):514-34.

58. YANG C, SUDDERTH J, DANG T, BACHOO R, MCDONALD J, DEBERARDINIS R. Correção: As células de glioblastoma necessitam de glutamato desidrogenase para sobreviver a perturbações do metabolismo da glicose ou da sinalização Akt. Cancer research. 2010;70(3).

59. Choo AY, Kim SG, Vander Heiden MG, Mahoney SJ, Vu H, Yoon SO, Cantley LC, Blenis J. A dependência de glicose das células TSC nulas é

causada por uma falha no equilíbrio dependente de mTORCl da procura metabólica com a oferta. Molecular cell. 2010 May 28;38(4):487-99.

60. Reitzer LJ, Wice BM, Kennell D. Evidence that glutamine, not sugar, is the major energy source for cultured HeLa cells. Journal of Biological Chemistry. 1979 Apr 25;254(8):2669-76.

61. DeBerardinis RJ, Mancuso A, Daikhin E, Nissim I, Yudkoff M, Wehrli S, Thompson CB. Para além da glicólise aeróbica: as células transformadas podem envolver-se no metabolismo da glutamina que excede a necessidade de síntese de proteínas e nucleótidos. Proceedings of the National Academy of Sciences. 2007 Dec 4;104(49):19345-50.

62. Marin-Valencia I, Yang C, Mashimo T, Cho S, Baek H, et al. A análise do metabolismo tumoral revela a oxidação mitocondrial da glucose em glioblastomas humanos geneticamente diversos no cérebro do rato in vivo. Cell metabolism. 2012 Jun 6;15(6):827-37.

63. Ahn CS, Metallo CM. Mitochondria as biosynthetic factories for cancer proliferation. Cancer Metab. 2015 Jan 25;3(1):1.

64. Nilsson R, Jain M, Madhusudhan N, Sheppard NG, Strittmatter L, et al. Metabolic enzyme expression highlights a key role for MTHFD2 and the mitochondrial folate pathway in cancer. Comunicações da natureza. 2014 Jan 23;5.

65. Chandel NS. Mitochondrial complex III: an essential component of universal oxygen sensing machinery? Respiratory physiology & neurobiology. 2010 Dec 31;174(3):175-81.

66. Liu Y, Borchert GL, Donald SP, Diwan BA, Anver M, Phang JM. A prolina oxidase funciona como um supressor de tumor mitocondrial em cancros humanos. Cancer research. 2009 Aug 15;69(16):6414-22.

67. Son J, Lyssiotis CA, Ying H, Wang X, Hua S, et al. Corrigendum: Glutamine supports pancreatic cancer growth through a KRAS-

regulated metabolic pathway. Nature. 2013 Jul 25;499(7459):504-.

68. Zhang J, Fan J, Venneti S, Cross JR, Takagi T, Bhinder B, et al. Asparagine plays a critical role in regulating cellular adaptation to glutamine depletion. Célula molecular. 2014 Oct 23;56(2):205-18.

69. Weinberg F, Hamanaka R, Wheaton WW, Weinberg S, Joseph J, et al. O metabolismo mitocondrial e a geração de ROS são essenciais para a tumorigenicidade mediada por Kras. Proceedings of the National Academy of Sciences. 2010 May 11;107(19):8788-93.

70. DeBerardinis RJ. Serine metabolism: some tumors take the road less traveled. Cell metabolism. 2011 Sep 7;14(3):285-6.

71. Possemato R, Marks KM, Shaul YD, Pacold ME, Kim Det al. A genómica funcional revela que a síntese de serina é essencial no cancro da mama amplificado por PHGDH. Nature, 476(7360): 346-350.

72. Beroukhim R, Mermel CH, Porter D, Wei G, Raychaudhuri S, et al. The landscape of somatic copy-number alteration across human cancers. Nature. 2010 Feb 18;463(7283):899-905.

73. Amelio I, Cutruzzola F, Antonov A, Agostini M, Melino G. Serine and glycine metabolism in cancer. Tendências em ciências bioquímicas. 2014 Abr 30;39(4):191-8.

74. Anderson DD, Stover PJ. SHMT1 e SHMT2 são funcionalmente redundantes na biossíntese nuclear de novo do timidilato. PLoS One. 2009 Jun 9;4(6):e5839.

75. Sassone-Corsi P. When metabolism and epigenetics converge (Quando o metabolismo e a epigenética convergem). Science. 2013 Jan 11;339(6116):148-50.

76. Renwick SB, Snell K, Baumann U. The crystal structure of human cytosolic serine hydroxymethyltransferase: a target for cancer chemotherapy. Structure. 1998 Sep 15;6(9):1105-16.

77. Sarin M, Wang Y, Zhang F, Rothermund K, Zhang Y, Lu J, et al. Alterações nos fenótipos c-Myc resultantes da fissão mitocondrial mediada pela proteína 1 relacionada com a dinamina (Drp1). Cell death & disease. 2013 Jun 13;4(6):e670.

78. Di-Salvo ML, Contestabile R, Paiardini A, Maras B. Glycine consumption and mitochondrial serine hydroxymethyltransferase in cancer cells: the heme connection. Hipóteses médicas. 2013 May 31;80(5):633-6.

79. Wallingford JB, Niswander LA, Shaw GM, Finnell RH. The continuing challenge of understanding, preventing, and treating neural tube defects (O desafio contínuo da compreensão, prevenção e tratamento dos defeitos do tubo neural). Science. 2013 Mar 1;339(6123):1222002.

80. Barbul A. Arginine: biochemistry, physiology, and therapeutic implications. Journal of Parenteral and Enteral Nutrition. 1986 Mar 1;10(2):227-38.

81. Dillon BJ, Prieto VG, Curley SA, Ensor CM, Holtsberg FW, et al. Incidência e distribuição da deficiência de argininosuccinato sintetase em cancros humanos. Cancer. 2004 Feb 15;100(4):826-33.

82. Guoyao WU, Morris SM. Arginine metabolism: nitric oxide and beyond. Biochemical Journal. 1998 Nov 15;336(1):1-7.

83. Allen MD, Luong P, Hudson C, Leyton J, Delage B, et al. Prognostic and therapeutic impact of argininosuccinate synthetase 1 control in bladder cancer as monitored longitudinally by PET imaging. Cancer research. 2014 Feb 1;74(3):896-907.

84. Bronte V, Serafini P, Mazzoni A, Segal DM, Zanovello P. L-arginine metabolism in myeloid cells controls T-lymphocyte functions. Tendências em imunologia. 2003 Jun 30;24(6):301-5.

85. Bingisser RM, Tilbrook PA, Holt PG, Kees UR. O óxido nítrico derivado

dos macrófagos regula a ativação das células T através de uma perturbação reversível da via de sinalização Jak3/STAT5. The Journal of Immunology. 1998 Jun 15;160(12):5729-34.

86. Platten M, Wick W, Van den Eynde BJ. Tryptophan catabolism in cancer: beyond IDO and tryptophan depletion. Investigação sobre o cancro. 2012 Nov 1;72(21):5435-40.

87. Warburg O. Über den stoffwechsel der carcinomzelle. Naturwissenschaften. 1924 Dez 1;12(50):1131-7.

88. Warburg O. On the origin of cancer cells. Science. 1956 Feb 24; 123(3191):309-14.

89. Chaika NV, Yu F, Purohit V, Mehla K, Lazenby AJ, et al. Expressão diferencial de genes metabólicos em componentes tumorais e estromais de loci primários e metastáticos no adenocarcinoma pancreático. PloS one. 2012 Mar 7;7(3):e32996.

90. Hedeskov CJ. Early effects of phytohaemagglutinin on glucose metabolism of normal human lymphocytes. Biochemical Journal. 1968 Nov 1;110(2):373-80.

91. Lunt SY, Vander Heiden MG. Aerobic glycolysis: meeting the metabolic requirements of cell proliferation. Revisão anual da biologia celular e do desenvolvimento. 2011 Nov 10;27:441-64.

92. Pavlides S, Vera I, Gandara R, Sneddon S, Pestell RG, Mercier I, et al. Warburg meets autophagy: cancer-associated fibroblasts accelerate tumor growth and metastasis via oxidative stress, mitophagy, and aerobic glycolysis. Antioxidantes e sinalização redox. 2012 Jun 1;16(11):1264-84.

93. Poltronieri J, B Becceneri A, M Fuzer A, Cesar Filho C, Martin CB, et al. [6]-gingerol como agente quimiopreventivo do cancro: Uma revisão da sua atividade em diferentes etapas do processo metastático. Mini

revisões em química medicinal. 2014 Apr 1;14(4):313-21.

94. Rajagopalan KN, DeBerardinis RJ. Role of glutamine in cancer: therapeutic and imaging implications (Papel da glutamina no cancro: implicações terapêuticas e imagiológicas). Journal of Nuclear Medicine. 2011 Jul 1;52(7):1005-8.

95. Pouliot N, Denoyer D. Imagem molecular do metabolismo na metástase do cancro. InCancer Forum 2014 Ago (Vol. 38, No. 2, p. 124).

96. Baenke F, Peck B, Miess H, Schulze A. Hooked on fat: the role of lipid synthesis in cancer metabolism and tumour development. Modelos e mecanismos de doenças. 2013 Nov 1;6(6):1353-63.

97. Menendez JA, Lupu R. Fatty acid synthase and the lipogenic phenotype in cancer pathogenesis. Nature Reviews Cancer. 2007 Oct 1;7(10):763-77.

98. Yoon S, Lee MY, Park SW, Moon JS, Koh YK, et al. Up-regulation of acetyl-CoA carboxylase a and fatty acid synthase by human epidermal growth fator recetor 2 at the translational level in breast cancer cells. Journal of Biological Chemistry. 2007 Sep 7;282(36):26122-31.

99. Ward PS, Thompson CB. Metabolic reprogramming: a cancer hallmark even warburg did not anticipate. Cancer cell. 2012 Mar 20;21(3):297-308.

100. Ramsay EE, Hogg PJ, Dilda PJ. Inibidores do metabolismo mitocondrial para a terapia do cancro. Pharmaceutical research. 2011 Nov 1;28(11):2731- 44.

101. Fidler IJ, Yano S, Zhang RD, Fujimaki T, Bucana CD. A hipótese da semente e do solo: vascularização e metástases cerebrais. The lancet oncology. 2002 Jan 31;3(1):53-7.

102. Weis SM, Cheresh DA. Tumor angiogenesis: molecular pathways and therapeutic targets (Angiogénese tumoral: vias moleculares e alvos

terapêuticos). Nature medicine. 2011 Nov 1;17(11):1359-70.

103. Eberhard A, Kahlert S, Goede V, Hemmerlein B, Plate KH, Augustin HG. Heterogeneidade da angiogénese e maturação dos vasos sanguíneos em tumores humanos: implicações para terapias tumorais antiangiogénicas. Cancer research. 2000 Mar 1;60(5):1388-93.

104. Gupta MK, Qin RY. Mecanismo e sua regulação da angiogénese induzida por tumores. Revista mundial de gastroenterologia: WJG. 2003 Jun;9(6):1144-55.

105. Rafii S, Lyden D, Benezra R, Hattori K, Heissig B. Vascular and haematopoietic stem cells: novel targets for anti-angiogenesis therapy? Nature Reviews Cancer. 2002 Nov 1;2(11):826-35.

106. Katoh K, Kano Y, Masuda M, Onishi H, Fujiwara K. Isolamento e contração da fibra de stress. Molecular Biology of the Cell. 1998 Jul 1;9(7):1919-38.

107. Papetti M, Herman IM. Mechanisms of normal and tumor-derived angiogenesis. American Journal of Physiology-Cell Physiology. 2002 May 1;282(5):C947-70.

108. Sottile J. Regulation of angiogenesis by extracellular matrix (Regulação da angiogénese pela matriz extracelular). Biochimica et Biophysica Ata (BBA)-Reviews on Cancer. 2004 Mar 4;1654(1):13-22.

109. Folkman J. Tumor suppression by p53 is mediated in part by the antiangiogenic activity of endostatin and tumstatin. Science Signaling. 2006 Sep 26;2006(354):pe35-.

110. Roskoski R. Vascular endothelial growth fator (VEGF) signaling in tumor progression. Revisões críticas em oncologia/hematologia. 2007 Jun 30;62(3):179-213.

111. Zebrowski BK, Yano S, Liu W, Shaheen RM, Hicklin DJ, Putnam JB, Ellis LM. Vascular endothelial growth fator levels and induction of

permeability in malignant pleural effusions. Clinical Cancer Research. 1999 Nov 1;5(11):3364-8.

112. Valastyan S, Weinberg RA. Tumor metastasis: molecular insights and evolving paradigms. Cell. 2011 Oct 14;147(2):275-92.

113. Martin TA, Jiang WG. Perda da função de barreira da junção apertada e o seu papel na metástase do cancro. Biochimica et Biophysica Ata (BBA) - Biomembranas. 2009 Apr 30;1788(4):872-91.

114. Folkman J. Fighting cancer by attacking its blood supply. Scientific American. 1996 Sep 1;275(3):150-6.

115. Martin TA, Ye L, Sanders AJ, Lane J, Jiang WG. Cancer invasion and metastasis: molecular and cellular perspective (Invasão do cancro e metástases: perspetiva molecular e celular).

116. El-Tanani MK, Campbell FC, Kurisetty V, Jin D, McCann M, Rudland PS. The regulation and role of osteopontin in malignant transformation and cancer (A regulação e o papel da osteopontina na transformação maligna e no cancro). Cytokine & growth fator reviews. 2006 Dec 31;17(6):463-74.

117. Wai PY, Kuo PC. Osteopontin: regulation in tumor metastasis. Cancer and Metastasis Reviews. 2008 Mar 1;27(1):103-18.

118. Matarrese P, Fusco O, Tinari N, Natoli C, Liu FT, et al. A sobreexpressão da galectina-3 protege da apoptose melhorando as propriedades de adesão celular. International journal of cancer. 2000 Feb 15;85(4):545-54.

119. Inohara H, Honjo Y, Yoshii T, Akahani S, Yoshida JI, et al. Expressão da galectina-3 em aspirados por agulha fina como marcador de diagnóstico para diferenciar neoplasias benignas e malignas da tiroide. Cancer. 1999 Jun 1;85(11):2475-84.

120. Honjo Y, Nangia-Makker P, Inohara H, Raz A. Down-regulation of

galectin-3 suppresses tumorigenicity of human breast carcinoma cells. Clinical Cancer Research. 2001 Mar 1;7(3):661-8.

121. O'Driscoll L, Linehan R, Liang YH, Joyce H, Oglesby I, Clynes M. A expressão da galectina-3 altera a adesão, a motilidade e a invasão numa linha de células pulmonares (DLKP), in vitro. Anticancer research. 2001 Dec; 22(6A) :3117-25.

122. Melo FH, Butera D, de Souza Junqueira M, Hsu DK, da Silva AM, Liu FT, Santos MF, Chammas R. A atividade promigratória da proteína matricelular galectina-3 depende da ativação da PI-3 quinase. PloS one. 2011 Dec 28;6(12):e29313.

123. Kim SJ, Shin JY, Lee KD, Bae YK, Choi IJ, et al. A galectina-3 facilita a motilidade celular no cancro gástrico através da regulação positiva do recetor-1 ativado por protease (PAR-1) e da metaloproteinase-1 da matriz (MMP-1). PLoS One. 2011 Sep 22;6(9):e25103.

124. Zi F, He J, He D, Li Y, Yang L, Cai Z. Proteína de ativação de fibroblastos a no microambiente tumoral: Progressão recente e implicações (Revisão). Relatórios de medicina molecular. 2015 May 1;11(5):3203-11.

125. Chen WT, Kelly T. Seprase complexes in cellular invasiveness. Cancer and Metastasis Reviews. 2003 Jun 1;22(2-3):259-69.

126. Ghersi G, Dong H, Goldstein LA, Yeh Y, Hakkinen L, Larjava HS, Chen WT. Regulação da migração de fibroblastos na matriz de colagénio por um complexo de peptidase de superfície celular. Journal of Biological Chemistry. 2002 Aug 9;277(32):29231-41.

127. O'Brien P, O'Connor BF. Seprase: uma visão geral de uma importante serina protease de matriz. Biochimica et Biophysica Ata (BBA)-Proteins and Proteomics. 2008 Sep 30;1784(9):1130-45.

128. Schoumacher M, Louvard D, Vignjevic D. Cytoskeleton networks in basement membrane transmigration (Redes de citoesqueleto na

transmigração da membrana basal). Revista europeia de biologia celular. 2011 Mar 31;90(2):93-9.

129. Yamaguchi H, Condeelis J. Regulation of the actin cytoskeleton in cancer cell migration and invasion (Regulação do citoesqueleto de actina na migração e invasão das células cancerosas). Biochimica et Biophysica Ata (BBA)-Molecular Cell Research. 2007 May 31;1773(5):642-52.

130. Kalluri R, Neilson EG. Epithelial-mesenchymal transition and its implications for fibrosis (Transição epitelial-mesenquimal e suas implicações para a fibrose). The Journal of clinical investigation. 2003 Dec 15;112(12):1776-84.

131. Thiery JP. Epithelial-mesenchymal transitions in tumour progression (Transições epitelial-mesenquimal na progressão tumoral). Nature Reviews Cancer. 2002 Jun 1;2(6):442-54.

132. Giancotti FG, Ruoslahti E. Integrin signaling. Science. 1999 Aug 13;285(5430):1028-33.

133. Keller ET, Brown J. Prostate cancer bone metastases promote both osteolytic and osteoblastic activity. Journal of cellular biochemistry. 2004 Mar 1;91(4):718-29.

134. Desgrosellier JS, Cheresh DA. Integrins in cancer: biological implications and therapeutic opportunities (Integrinas no cancro: implicações biológicas e oportunidades terapêuticas). Nature Reviews Cancer. 2010 Jan 1;10(1):9-22.

135. Fearon K, Strasser F, Anker SD, Bosaeus I, Bruera E, Fainsinger RL, Jatoi A, Loprinzi C, MacDonald N, Mantovani G, Davis M. Definition and classification of cancer cachexia: an international consensus. The lancet oncology. 2011 May 31;12(5):489-95.

136. Hopkinson JB, Wright DN, McDonald JW, Corner JL. The prevalence of concern about weight loss and change in eating habits in people with

advanced cancer. Journal of pain and symptom management. 2006 Oct 31;32(4):322-31.

137. Fredrix EW, Soeters PB, Wouters EF, Deerenberg IM, Von Meyenfeldt MF, Saris WH. Effect of different tumor types on resting energy expenditure. Cancer research. 1991 Nov 15;51(22):6138-41.

138. Falconer JS, Fearon KC, Plester CE, Ross JA, Carter DC. Cytokines, the acute-phase response, and resting energy expenditure in cachectic patients with pancreatic cancer. Annals of surgery. 1994 Apr;219(4):325.

139. Rigaud D, Hassid J, Meulemans A, Poupard AT, Boulier A. Um aumento paradoxal do gasto energético em repouso em doentes malnutridos à beira da morte: a síndrome do pinguim-rei. Jornal americano de nutrição clínica. 2000 Aug 1;72(2):355-60.

140. Fearon KC. Os mecanismos e o tratamento da perda de peso no cancro. Actas da Sociedade de Nutrição. 1992 Aug 1;51(02):251-65.

141. Evans WJ, Lambert CP. Physiological basis of fatigue (Base fisiológica da fadiga). American Journal of Physical Medicine & Rehabilitation. 2007 Jan 1;86(1):S29- 46.

142. Acharyya S, Ladner KJ, Nelsen LL, Damrauer J, Reiser PJ, Swoap S, Guttridge DC. Cancer cachexia is regulated by selective targeting of skeletal muscle gene products. The Journal of clinical investigation. 2004 Aug 1;114(3):370-8.

143. Wyke SM, Russell ST, Tisdale MJ. Induction of proteasome expression in skeletal muscle is attenuated by inhibitors of NF-κB activation. British journal of cancer. 2004 Nov 1;91(9):1742-50.

144. Hambrecht R, Schulze PC, Gielen S, Linke A, Mobius-Winkler S, Yu J, ürgen Kratzsch J, Baldauf G, Busse MW, Schubert A, Adams V. Reduction of insulin-like growth fator-I expression in the skeletal muscle of noncachectic patients with chronic heart failure. Journal of the

American College of Cardiology. 2002 Apr 3;39(7): 1175-81.

145. Hart DW, Wolf SE, Herndon DN, Chinkes DL, Lal SO, et al. Energy expenditure and caloric balance after burn: increased feeding leads to fat rather than lean mass accretion. Annals of surgery. 2002 Jan 1;235(1):152-61.

146. Evans WJ. Skeletal muscle loss: cachexia, sarcopenia, and inactivity (Perda de músculo esquelético: caquexia, sarcopenia e inatividade). The American journal of clinical nutrition. 2010 Apr 1;91 (4):1123S- 7S.

147. Chan DS, Lau R, Aune D, Vieira R, Greenwood DC, Kampman E, Norat T. Red and processed meat and colorectal cancer incidence: meta-analysis of prospective studies. PloS one. 2011 Jun 6;6 (6):e20456.

148. Linos E, Willett WC, Cho E, Colditz G, Frazier LA. Red meat consumption during adolescence among premenopausal women and risk of breast cancer (Consumo de carne vermelha durante a adolescência em mulheres na pré-menopausa e risco de cancro da mama). Cancer Epidemiology Biomarkers & Prevention. 2008 Aug 1;17(8):2146-51.

149. Kushi LH, Doyle C, McCullough M, Rock CL, Demark-Wahnefried W, Bandera EV, Gapstur S, Patel AV, Andrews K, Gansler T. American Cancer Society guidelines on nutrition and physical activity for cancer prevention. CA: uma revista sobre cancro para clínicos. 2012 Jan 1;62(1):30-67.

150. Organização Mundial de Saúde. Perguntas e respostas sobre a carcinogenicidade do consumo de carne vermelha e carne processada.

151. AICR. Fundo Mundial de Investigação do Cancro/Instituto Americano de Investigação do Cancro. Alimentação, nutrição, atividade física e prevenção do cancro: Uma perspetiva global. 2007

152. Striteska D. [O gene supressor de tumores p53]. Ata medica (Hradec Kralové). Supplementum Universitas Carolina, Facultas Medica Hradec

Kralové. 2004 Dec;48(1):21-5.

153. Khoo KH, Verma CS, Lane DP. Drugging the p53 pathway: understanding the route to clinical efficacy. Nature reviews Drug discovery. 2014 Mar 1;13(3):217-36.

154. Vassilev LT, Vu BT, Graves B, Carvajal D, Podlaski F, et al. Ativação in vivo da via do p53 por antagonistas de pequenas moléculas do MDM2. Science. 2004 Feb 6;303(5659):844-8.

155. Tovar C, Graves B, Packman K, Filipovic Z, Xia BH, et al. MDM2 small-molecule antagonist RG7112 ativa a sinalização p53 e regride os tumores humanos em modelos pré-clínicos de cancro. Cancer research. 2013 Abr 15;73(8):2587-97.

156. Lambert JM, Gorzov P, Veprintsev DB, Soderqvist M, Segerbâck D, et al. PRIMA-1 reactiva o p53 mutante através de uma ligação covalente ao domínio central. Cancer cell. 2009 May 5;15(5):376-88.

157. Ananieva E. Targeting amino acid metabolism in cancer growth and anti-tumor immune response. Revista mundial de química biológica. 2015 Nov 26;6(4):281.

158. Yang TS, Lu SN, Chao Y, Sheen IS, Lin CC, et al. Um estudo aleatório de fase II da arginina deiminase peguilada (ADI-PEG 20) em doentes asiáticos com carcinoma hepatocelular avançado. British journal of cancer. 2010 Sep 28;103(7):954-60.

159. Jackson E, Minton SE, Ismail-Khan R, Han H, Neuger A, et al. Um estudo de fase I de 1-metil-D-triptofano em combinação com docetaxel em tumores sólidos metastáticos. Anais da Reunião Anual da InASCO 2012 20 de maio (Vol. 30, No. 15_suppl, p. TPS2620).

160. Nilsson LM, Forshell TZ, Rimpi S, Kreutzer C, Pretsch W, et al. A genética do rato sugere a dependência do contexto celular para as enzimas metabólicas reguladas por Myc durante a tumorigénese. PLoS

Genet. 2012 Mar 15;8(3):e1002573.

161.   Ovejera AA, Houchens DP, Catane R, Sheridan MA, Muggia FM. Efficacy of 6-Diazo-5-oxo-l-norleucine and N-[N-y-Glutamyl-6-diazo-   5-oxo-norleucinyl]-6-diazo-5-oxo-norleucine   against Experimental Tumors in Conventional and Nude Mice. Cancer research. 1979 Aug 1;39(8):3220-4.

162. Tonjes M, Barbus S, Park YJ, Wang W, Schlotter M, Lindroth AM, Pleier SV, Bai AH, Karra D, Piro RM, Felsberg J. BCAT1 promove a proliferação celular através do catabolismo de aminoácidos em gliomas portadores de IDH1 de tipo selvagem. Nature medicine. 2013 Jul 1;19(7):901-8.

163. Grepin R, Pages G. Molecular mechanisms of resistance to tumour anti-angiogenic strategies. Journal of oncology. 2010 Mar 9;volum 2010. Artigo ID 835680, 8 páginas

164. Ficha informativa do Instituto Nacional do Cancro. Inibidores da Angiogénese [Consultado em: 7 de outubro de 2011].

165.   Ficha informativa do Instituto Nacional do Cancro. Marimastat in Treating Patients With Stage III Non-small Cell Lung Cancer [Última atualização: 17 de dezembro de 2013].

166. Ficha informativa do Instituto Nacional do Cancro. Instituto Nacional do Cancro, Institutos Nacionais de Saúde dos EUA; c1971-2013 [Citado em 23 de abril de 2016].

167. Ficha informativa do Instituto Nacional do Cancro. Prinomastat Plus Temozolomide Following Radiation Therapy in Treating Patients With Newly Diagnosed Glioblastoma Multiforme [Última atualização: 7 de agosto de 2012].

168.   Ficha informativa do Instituto Nacional do Cancro. Zoledronato e BMS-275291 no tratamento de doentes com cancro da próstata [Última

atualização: 4, 2013].

169. Sawyers C. Targeted cancer therapy. Nature. 2004 Nov 18;432 (7015):294-7.

170. Arora A, Scholar EM. Role of tyrosine kinase inhibitors in cancer therapy (Papel dos inibidores da tirosina quinase na terapia do cancro). Journal of Pharmacology and Experimental Therapeutics. 2005 Dec 1;315(3):971-9.

171. Tibes R, Trent J, Kurzrock R. TYROSINE KINASE INHIBITORS AND THE DAWN OF MOLECULAR CANCER THERAPEUTICS. Annu. Rev. Pharmacol. Toxicol. 2005 Feb 10;45:357-84.

172. Rusnak DW, Lackey K, Affleck K, Wood ER, Alligood KJ, et al. Os efeitos do novo inibidor reversível da tirosina quinase do recetor do fator de crescimento epidérmico/ErbB-2, GW2016, no crescimento de linhas celulares humanas normais e derivadas de tumores in vitro e in vivo. Molecular cancer therapeutics. 2001 Dec 1;1(2):85-94.

173. Thomas SM, Grandis JR. Propriedades farmacocinéticas e farmacodinâmicas dos inibidores do EGFR sob investigação clínica. Cancer treatment reviews. 2004 May 31;30(3):255-68.

174. Fong TA, Shawver LK, Sun L, Tang C, App H, Powell TJ, et al. SU5416 é um inibidor potente e seletivo do recetor do fator de crescimento endotelial vascular (Flk-1/KDR) que inibe a catálise da tirosina quinase, a vascularização do tumor e o crescimento de múltiplos tipos de tumores. Cancer research. 1999 Jan 1;59(1):99-106.

175. Lin B, Podar K, Gupta D, Tai YT, Li S, Weller E, Hideshima T, et al. O inibidor da tirosina quinase do recetor do fator de crescimento endotelial vascular PTK787/ZK222584 inibe o crescimento e a migração de células de mieloma múltiplo no microambiente da medula óssea.

Cancer research. 2002 Sep 1;62(17):5019-26.

176. Mendel DB, Laird AD, Xin X, Louie SG, Christensen JG, Li G, et al. Atividade antitumoral in vivo do SU11248, um novo inibidor da tirosina quinase que visa o fator de crescimento endotelial vascular e os receptores do fator de crescimento derivado das plaquetas - determinação de uma relação farmacocinética/farmacodinâmica. Clinical Cancer Research. 2003 Jan 1;9(1):327-37.

177. Wilhelm SM, Carter C, Tang L, Wilkie D, McNabola A, Rong H, et al. 43-9006 apresenta uma atividade antitumoral oral de largo espetro e tem como alvo a via RAF/MEK/ERK e os receptores tirosina-quinases envolvidos na progressão tumoral e na angiogénese. Investigação sobre o cancro. 2004 Oct 1;64(19):7099-109.

178. Shawver LK, Schwartz DP, Mann E, Chen H, Tsai J, et al. Inibição da transdução de sinal mediada pelo fator de crescimento derivado das plaquetas e do crescimento tumoral pela N-[4-(trifluorometil)-fenil] 5-metilisoxazole-4- carboxamida. Clinical Cancer Research. 1997 Jul 1;3(7):1167-77.

179. Adel Abdel-Moneim & Abdel-Rahman Ragab. METABOLISMO PROTEICO DO CANCRO: REVISÃO SOBRE ETIOLOGIA, PROGRESSÃO E GESTÃO. EJBPS 2016, 3 (6), 63-80.

CAPÍTULO 5

As plantas medicinais como fontes potenciais de prevenção e tratamento do cancro

Adel Abdel-Moneim

Alaa Magdy

Departamento de Zoologia, Faculdade de Ciências, Universidade de Beni-Suef, Beni-Suef, Egito.

Resumo

O cancro é um importante problema de saúde pública em todos os países desenvolvidos e subdesenvolvidos e é considerado a segunda doença que causa a morte no mundo, a seguir às doenças cardiovasculares. Atualmente, não foi encontrado nenhum agente absolutamente preventivo e curável para o cancro. Os actuais tratamentos contra o cancro, como a cirurgia, a quimioterapia, a radioterapia, a imunoterapia, a terapia hormonal e a terapia genética, etc., apresentam efeitos adversos como náuseas, vómitos, fadiga, perda de apetite, queda de cabelo, diminuição das células sanguíneas e das plaquetas, insuficiência hepática e renal e diminuição da resposta imunitária. A elevada mortalidade e o aumento da incidência de certos tipos de cancro justificam um interesse crescente na identificação de novos agentes farmacológicos eficazes na prevenção e no tratamento do cancro. Além disso, vários medicamentos utilizados no tratamento do cancro têm origem em produtos naturais. O mecanismo de ação das plantas antitumorais poderia ser: efeitos anti-oxidativos, anti-proliferativos, anti-diferenciação, anti-apoptose, paragem do ciclo celular e inibição do processo angiogénico e de proliferação. No entanto, existe uma necessidade contínua de desenvolver novos fármacos anticancerígenos potenciais e estratégias de quimioterapia, através da exploração científica de produtos naturais que proporcionem maior eficiência, menor toxicidade e uma boa relação custo-eficácia. O presente capítulo analisa os dados recentes sobre os fitoquímicos anticancerígenos naturais e o seu modo de ação no tratamento e prevenção do cancro.

Palavra-chave: Tumores, medicamentos actuais, plantas anticancerígenas, modo de ação, prevenção e tratamento do cancro.

Introdução

O cancro é um grupo de doenças caracterizadas pelo crescimento descontrolado e pela disseminação de células anormais. Além disso, o cancro é uma doença complexa que envolve numerosas alterações espácio-temporais na fisiologia celular, que acabam por dar origem a tumores malignos [1]. As estimativas de prevalência para 2012 mostram que havia 32,6 milhões de pessoas (com mais de 15 anos) vivas que tinham tido um cancro diagnosticado nos cinco anos anteriores. Os cancros mais frequentemente diagnosticados em todo o mundo foram os do pulmão (1,8 milhões, 13,0% do total), da mama (1,7 milhões, 11,9%) e do colo-rectal (1,4 milhões, 9,7%). As causas mais comuns de morte por cancro foram os cancros do pulmão, do fígado e do estômago [2].

Durante milhares de anos, os produtos naturais desempenharam um papel muito importante nos cuidados de saúde e na prevenção de doenças. As civilizações antigas dos chineses, indianos e norte-africanos fornecem provas escritas da utilização de fontes naturais para a cura de várias doenças [3]. O documento escrito mais antigo conhecido é uma tábua de argila suméria com 4000 anos que regista remédios para várias doenças [4]. Nos últimos anos, o interesse pelas plantas medicinais e pelos seus derivados biologicamente activos tem aumentado [5]. As modalidades de medicina complementar e alternativa são habitualmente utilizadas na prevenção e tratamento do cancro. O Instituto Nacional do Cancro recolheu cerca de 35 000 amostras de plantas de 20 países e analisou cerca de 114 000 extractos para determinar a sua atividade anticancerígena [6]. Foram registadas mais de 3000 espécies de plantas com propriedades antitumorais [7]. A atividade antitumoral e as possíveis aplicações de medicamentos provenientes de plantas medicinais para a prevenção do cancro foram recentemente descritas [8]. As plantas medicinais têm desempenhado um papel importante como fonte de agentes anticancerígenos eficazes, sendo significativo que mais de 60% dos agentes anticancerígenos atualmente utilizados sejam derivados, de uma forma ou de outra, de fontes naturais, incluindo plantas, organismos marinhos e microrganismos [9]. No entanto, existe uma necessidade contínua de desenvolver novos fármacos anticancerígenos, combinações de fármacos e estratégias de quimioterapia, através da exploração metódica e científica de um enorme conjunto de produtos sintéticos, biológicos e naturais. Embora mais de 1500 fármacos anticancerígenos estejam em desenvolvimento ativo, com mais de 500 desses fármacos em ensaios clínicos, há uma necessidade urgente de desenvolver fármacos muito eficazes e menos tóxicos [10]. O presente estudo teve como objetivo resumir os actuais medicamentos anticancerígenos e as diferentes plantas utilizadas no tratamento e prevenção do cancro. Além disso, a revisão discute os agentes terapêuticos das plantas e os vários mecanismos de ação.

Tratamento convencional do cancro

A cirurgia, a radioterapia, a quimioterapia (terapia medicamentosa), a terapia hormonal, a imunoterapia, a terapia genética e a nanoterapia são as principais ferramentas do tratamento convencional do cancro. A cirurgia é o tratamento convencional mais antigo e ainda mais eficaz para os tumores sólidos. A radiação e a maioria dos medicamentos anticancerígenos danificam o ADN, suprimem a replicação do ADN e matam as células tumorais que crescem rapidamente. No entanto, após a ablação cirúrgica do cancro progressivo, as células tumorais metastizadas continuam a progredir e esta é uma das causas que dificulta o tratamento do cancro (quadro 2) [11]. A quimioterapia e os seus consequentes efeitos secundários (conforme listados nas bulas dos medicamentos para os médicos), que incluem: destruição do sistema imunitário, leucopenia, hemorragia, supressão gonadal, depressão da medula óssea, celulite grave, febre, arrepios, náuseas, vómitos prolongados, perda parcial ou total de cabelo, desorientação, disartria, anorexia, estomatite, eritema, anemia, insuficiência hepática e renal e, finalmente, morte [12].

Plantas medicinais no tratamento do cancro

A procura de agentes anticancerígenos de origem vegetal começou a sério na década de 1950 com a descoberta e o desenvolvimento dos alcalóides da vinca, a vinblastina e a vincristina, e o isolamento das podofilotoxinas citotóxicas. Consequentemente, o Instituto Nacional do Cancro dos Estados Unidos (NCI) iniciou em 1960 um vasto programa de recolha de plantas, centrado principalmente nas regiões temperadas. Este programa conduziu à descoberta de muitos quimiotipos novos com uma série de actividades citotóxicas [13], incluindo os taxanos e as camptotecinas, mas o seu desenvolvimento em agentes clinicamente activos durou cerca de 30 anos, desde o início da década de 1960 até à década de 1990.(4) Desde 1961, nove compostos derivados de plantas foram aprovados para utilização como medicamentos anticancerígenos nos EUA: vinblastina (Velban), vincristina (Oncovin), etoposido (VP-16, **1**), teniposido (VM-26, **2**), taxol (paclitaxel), navelbina (Vinorelbina), taxotere (Docetaxel), topotecano (Hycamtin) e irinotecano (Camptosar). Os últimos três medicamentos foram aprovados pela Food and Drug Administration em 1996 [14].

Uma série de outros metabolitos secundários e seus derivados de origem vegetal, bem como produtos naturais de origem marinha e microbiana, estão atualmente em ensaios pré-clínicos e clínicos como potenciais agentes anticancerígenos [15]. A fração D do Maitake (PDF) foi também aprovada pela FDA para a aplicação de um novo medicamento experimental (IND) para um estudo piloto de fase II em doentes com cancro da mama e da próstata em estado avançado [16]. A medicina à base de plantas é muito comum e a utilização de remédios à base de plantas (incluindo suplementos dietéticos) ganha popularidade de dia para dia, mesmo em pessoas saudáveis [17]. A abordagem de tratamento do cancro baseada em alopatas é dispendiosa e apresenta também efeitos adversos. É necessária uma abordagem alternativa que seja segura, eficaz e acessível para controlar o desenvolvimento e a progressão da doença [18]. Ingredientes activos como alcalóides, flavonóides, terpenóides, polissacáridos e saponinas obtidos a partir de produtos naturais têm propriedades biológicas potentes, como actividades antitumorais, analgésicas, anti-inflamatórias, imunomoduladoras e antivirais. A atividade antitumoral da maioria dos fármacos antineoplásicos naturais muitas vezes não mata diretamente as células tumorais, mas regula a função imunitária humana para atingir o objetivo ou ambos [19].

Compostos à base de plantas com agentes anticancerígenos

Várias classes de agentes anticancerígenos derivados de plantas estão atualmente disponíveis para utilização clínica devido aos seus diversos mecanismos de ação. Algumas delas são os alcalóides da vinca, os derivados da podofilotoxina, os taxanos, os flavonóides, os polissacarídeos, as lectinas, os taninos, as ligninas, os terpenóides e as saponinas.

Compostos fenólicos:

A dieta humana contém uma mistura complexa de polifenóis vegetais e acredita-se que os indivíduos humanos podem consumir até um grama de fenóis vegetais por dia na sua dieta [20]. Estudos demonstraram que estes fenóis têm efeitos citotóxicos em diferentes tumores. Os mecanismos destes compostos são efectuados através da apoptose. A curcumina (Di-ferolelyl methane) é um composto fenólico derivado do rizoma da espécie curcuma [21]. Utilizando a curcumina, a investigação pré-clínica sobre o cancro mostrou que esta planta inibe o processo carcinogénico na maioria dos cancros, incluindo o colorrectal, o do pâncreas, o gástrico e o da próstata. É também eficaz em diferentes fases de carcinogénese, proliferação, angiogénese e metástases, como se pode ver no quadro 3 [22].

Flavonóides

Os flavonóides são um grupo de mais de 4000 compostos polifenólicos que ocorrem naturalmente em alimentos de origem vegetal. Estes compostos possuem uma estrutura comum de fenilbenzopirona (C6-C3-C6) e são classificados de acordo com o nível de saturação e a abertura do anel pirano central, principalmente em flavonas, flavanóis, isoflavonas, flavonóis, flavanonas e flavanonóis (quadro 1) [23]. O alcaçuz é uma erva medicinal chinesa comum e os estudos realizados mostraram que a liquiritigenina, o composto flavonoide do alcaçuz, pode inibir eficazmente a proliferação de células de carcinoma cervical humano de tumores xenoenxertados em ratinhos nus [24]. Uma análise citométrica de fluxo [25] sugeriu que a genisteína (uma hidroxiisoflavona) induziu a apoptose em células leucémicas pró-mielocíticas humanas HL-60. A genisteína também inibe a tirosina quinase [26], a angiogénese [27] e a progressão do ciclo celular [28] (quadro 3). A apigenina, um flavonoide vegetal amplamente distribuído, também demonstrou inibir o crescimento das células HeLa e foi considerada um potencial agente antitumoral [29].

Quadro 1: Actividades anticancerígenas dos flavonóides em várias linhas de células cancerígenas

Flavonóides	Linhas celulares	Tipo de cancro	Referências
Flavanonas, isoflavanos, EG C, chalconas, EGCG, curcu min, genisteína, ECG, quercetina, cisplatina	HSC-2,HSG, SCC-25	Cancro oral humano	[30][31]
Flavanonas, daidzeína, quercetina genis teína, luteolina	MCF-7	Cancro da mama humano	[32][33]
Genisteína, apigenina, kaemp ferol, crisina,	ARO,NPA,W RO	Cancro da tiroide humano	[34][35]

luteolina, biochanina A			
Flavona, quercetina	SKLU1,SW900,H441,H661,haGo-K-1, A549	Cancro do pulmão humano	[36][37]
Catequina, epicatequina, quercetina, kaempferol, luteolina, genisteína, apigenina, miricetina, silimarina	LNCaP,PC3, DU145	Cancro da próstata humano	[38][39]
Flavona, quercetina, genisteína, antocianina	Caco-2,HT-29, IEC-6,HCT-15	Cancro do cólon humano	[40][41]
Apigenina, quercetina, miriceto, chalconas	HL60,K562, Jurkat	Leucemia humana	[42][43]
Chalconas	4A5	Melanoma de ratinho B16	[44]

Alcalóides

Os alcalóides são compostos orgânicos contendo azoto, que têm uma atividade biológica evidente e que estão sobretudo presentes nas plantas. A vinblastina e a vincristina são os alcalóides bisindólicos isolados da pervinca de Madagáscar, Catharanthus roseus. A vinblastina e a vincristina são utilizadas principalmente em combinação com outros medicamentos quimioterapêuticos contra o cancro para o tratamento de diferentes tipos de cancro, incluindo leucemias, linfomas, cancro testicular, cancro da mama e do pulmão e sarcoma de Kaposi [45]. A vinflunina, um derivado bis-fluorado da vinorelbina, foi sintetizada por química de superácidos [46]. Devido às suas actividades antitumorais pré-clínicas favoráveis, a vinflunina está agora a ser amplamente estudada em ensaios clínicos de fase I -III [47]. Observou-se que a solamargina, um alcaloide purificado de Solanum incanum, induz apoptose (quadro 3) em hepatócitos humanos (Hep-3B) e células de fibroblastos de pele normal em cultura. Além disso, a expressão do gene do recetor I do fator de necrose tumoral TNF foi aumentada em 30 minutos após o tratamento com solamargina [48] (quadro 3).

Polissacáridos

Os polissacáridos desempenham um papel antitumoral através de uma variedade de abordagens e níveis de participação e regulação no sistema imunitário, tais como a regulação da função fagocitária do sistema retículo-endotelial, a melhoria da atividade das células assassinas naturais (NK), a ativação de macrófagos, a indução da expressão de factores imuno-reguladores, a influência no metabolismo celular, a inibição do ciclo celular tumoral e a inibição da atividade da SOD nos tecidos tumorais [49]. Vários estudos referem que o polissacaropeptídeo (PSP) possui uma atividade anticancerígena selectiva contra determinadas células cancerígenas in vitro. O PSP suprime, de forma dependente da dose e do tempo, a proliferação de linhas de células cancerosas humanas [50]. Além disso, a PSP inibiu acentuadamente o crescimento de várias linhas celulares de cancro humano, incluindo linhas celulares de cancro do pulmão *in vitro* [51]. Existe a hipótese de que os polissacáridos extraídos de diferentes partes do Ganoderma lucidum induzem diferentes respostas imunitárias com potências imunitárias variáveis [52] (quadro 3).

Lectinas

As lectinas são proteínas altamente específicas que se ligam a hidratos de carbono e que se encontram em muitas plantas, animais e bactérias [53]. Durante vários anos, o Viscum album L. (VAL) foi utilizado na terapia adjuvante do cancro. VAL estimula o sistema imunitário, aumentando especificamente a atividade e o número de células NK e neutrófilos, como se pode ver no quadro 3 [21]. As lectinas, tais como a molécula de adesão intercelular específica das células dendríticas-3 - não-integrina de captação (DC- SIGN), os receptores das células assassinas naturais (receptores NK) e as selectinas, incluindo a selectina-P, a selectina-L e a selectina-E, fazem todas parte da superfamília denominada lectina de tipo C. Sabe-se que as lectinas do tipo C estão envolvidas na resposta imunitária, na proliferação celular e na morte celular programada, o que as torna alvos esperados para investigação. Além disso, outro estudo concluiu que o DC-SIGN pode reconhecer e ligar-se a determinados Le glicanos expressos em células de carcinoma colorrectal humano, o que leva a um aumento da função imunitária [54].

Tannis e Lignina

Os taninos são um grande grupo de compostos polifenólicos que têm recebido atenção nos últimos anos devido à sua alegada capacidade de curar uma série de doenças [55]. Os taninos subdividem-se em dois grupos: taninos hidrolisáveis e proantocianidinas (taninos condensados). Os taninos hidrolisáveis são ésteres do ácido gálico e do ácido elágico de moléculas centrais que consistem em polióis, como os açúcares. As proantocianidinas são polímeros de flavan-3-óis (por exemplo, catequina) e flavan-3, 4-dióis ligados através de uma ligação interflavana que não é suscetível de hidrólise [56]. A Cuphiin D1 (CD1) é um novo tanino hidrolisável macrocíclico, que foi isolado da Cuphea hyssopifolia (Lythraceae) e que demonstrou exercer uma atividade antitumoral contra as células HL-60 [57]. Além disso, a elitanina isolada da C. ladanifer (Cistaceae), mostrou inibir a proliferação de células de cancro pancreático M220 e células de cancro da mama MCF7/HER2 e JIMT-1 [58]. Assim, os frutos da romã (Punica granatum L.) são amplamente consumidos, uma vez que os extractos de taninos foram avaliados quanto à atividade antiproliferativa in vitro em células tumorais humanas orais, do cólon e da próstata e os efeitos apoptóticos foram avaliados contra as linhas celulares de cancro do cólon HT-29 e HCT116 [59] (quadro 3).

Terpenóides

Os triterpenos são um dos possíveis compostos farmaceuticamente activos que contribuem para as actividades medicinais do Ganoderma lucidum (quadro 3) [60]. Os triterpenos são um subtipo de terpeno, composto por uma ou mais unidades de isopreno. Descobriu-se que muitos subtipos de terpenos têm atividade anti-inflamatória, anti-tumorigénica e hipolipidémica [61]. Existem mais de 140 espécies de triterpenos e triterpenóides identificados em G. lucidum [62]. Um estudo relatou que a 8-epi-xantatina e o seu epóxido, duas lactonas sesquiterpénicas xantanolídeas do extrato metanólico das folhas de Xanthium strumarium L., inibiram potentemente a proliferação de células tumorais humanas em cultura [63].

Taxanos

Atualmente, sabe-se que os taxanos suprimem e inibem o crescimento, a diferenciação e a proliferação celulares em linhas de células cancerosas conhecidas indefinidamente [64]. Foi relatada a utilização de Taxus baccata na medicina ayurvédica indiana para o tratamento do cancro. O paclitaxel (Taxol®), derivado da casca de Taxus brevifolia (Taxaceae), é outro êxito na descoberta de medicamentos a partir de produtos naturais. Além disso, o paclitaxel é utilizado contra o cancro do ovário, o cancro da mama avançado e o cancro do pulmão de células pequenas e não pequenas [65] (quadro 3).

Saponinas

A saponina é um grupo diversificado de compostos amplamente distribuídos no reino vegetal, que são geralmente caracterizados pela sua estrutura contendo uma aglicona esteroide ou triterpenóide e uma ou mais cadeias de açúcar [66]. Tem propriedades antioxidantes e anticancerígenas [67] . As saponinas da planta da China, Clematis manshrica, têm efeitos antitumorais óbvios contra vários tumores transplantados em ratos [68] (quadro 3). Estudos provaram que a ginsenosida pode induzir a apoptose da linha celular do carcinoma hepatocelular, e também tem efeito no glioma e noutros cancros [69]. A ginsenosida pode tratar a leucemia bloqueando o ciclo celular, tratar o cancro pancreático inibindo a proliferação, a migração, a invasão e induzindo a apoptose das células cancerosas [70].

Mecanismos de ação das plantas antitumorais

Antiproliferação

A utilização de plantas medicinais está a tornar-se cada vez mais apreciada na supressão do crescimento do cancro e na prevenção do cancro. Foram investigados os efeitos antiproliferativos dos extractos aquosos de extractos secos etanólicos previamente obtidos de três plantas medicinais diferentes (Camellia sinensis, Frangula alnus de dois locais diferentes e Rosmarinus officinalis) utilizando linhas celulares derivadas de adenocarcinoma do colo do útero humano (células HeLa). O extrato de Camellia sinensis apresentou um efeito citotóxico significativo contra as células HeLa (quadro 3) [71].

Paragem do ciclo celular

De um modo geral, os extractos de plantas ou os seus constituintes causam toxicidade celular nas células do cancro do colo do útero e provocam a morte das células por duas vias primárias - paragem do ciclo celular e apoptose. A paragem ocorre principalmente nas fases G1 e G2/M, embora também ocorra noutras fases (figura 1). A paragem do ciclo celular resulta na fragmentação ou degradação do ADN, uma caraterística da indução da apoptose. Além disso, os extractos de plantas ou os seus derivados também induzem as proteínas pró-apoptóticas como a proteína X associada a Bcl-2 (Bax) e reprimem a proteína antiapoptótica B-cell lymphoma 2 (Bcl-2) e Bcl-XL [72]. Estudos demonstraram que os extractos de triterpenos de G. lucidum podem parar o ciclo celular na fase G1 [73]. Muitos extractos de plantas podem causar a paragem do ciclo celular em células cancerígenas, como Plumbago scandens [74], Mangifera indica [75], Citrus aurantifolia [76] e Olea europaea [77], conforme resumido na tabela 2,3.

Efeito antiapoptose

A apoptose, um processo fisiológico de destruição das células, é fundamental para o desenvolvimento e funcionamento normais dos organismos multicelulares. As anomalias no controlo da morte celular podem contribuir para uma série de doenças, incluindo o cancro, a autoimunidade e as doenças degenerativas [78]. As vias de apoptose podem ser iniciadas ao nível das mitocôndrias pela libertação de factores apoptogénicos como o citocromo c, o segundo ativador da caspase derivado da mitocôndria (Smac) ou o fator indutor de apoptose (AIF) do espaço intermembranar mitocondrial para o citosol (via mitocondrial ou intrínseca) (figura 1). Na tabela (2,3), vários extractos de plantas têm efeito antiapoptótico, como Eugenia caryophyllata [79], Chelidonium majus [80][81].

Diminuição da diferenciação

Verificou-se que as flavonas genisteína, apigenina, luteolina, quercetina e floretina induzem a diferenciação de células de leucemia mieloide aguda humana HL-60 em granulócitos e monócitos [82]. A desregulação do controlo do crescimento conduz, em última análise, à seleção de linhas clonais de células que se replicam a um ritmo embrionário, mas que não respondem aos sinais de diferenciação e maturação. Os indutores não fisiológicos da diferenciação terminal têm sido utilizados como novas terapias para a prevenção e o tratamento do cancro [83]. Na tabela (2,3), exemplos de plantas com efeito anti-diferenciação como: Achyranthes aspera [84], Capparis sepiaria [85] e Derris scandens [86].

Inibição do processo angiogénico

Considerando o facto de o crescimento tumoral e as metástases estarem totalmente dependentes da angiogénese, a formação de novos vasos sanguíneos competentes. No entanto, esta pode ser inibida quer pela regulação das principais citocinas angiogénicas VEGF (fator de crescimento endotelial vascular) e bFGF (fator básico de crescimento de fibroblastos) libertadas pelas células tumorais, quer pela prevenção dos processos angiogénicos das células endoteliais [87]. Além disso, Cao e Lin (2006) mostraram que um péptido polissacárido (Gl-PP) isolado de G. lucidum inibe a proliferação de células endoteliais vasculares do cordão umbilical humano (HUVEC) de uma forma dependente da dose. Por conseguinte, o Gl-PP pode inibir a angiogénese através da inibição da secreção de factores pró-angiogénicos e da inibição da proliferação de células endoteliais vasculares. Além disso, foi elucidada a atividade anti-angiogénica da espécie curcuma [21] (quadro 2,3).

Modulação da resistência a múltiplos fármacos

A multirresistência devida à glicoproteína-P (Pgp) ou à proteína associada à multirresistência (MRP) constitui um sério obstáculo ao êxito da quimioterapia do cancro. A modulação por flavonóides da multirresistência celular mediada pela Pgp pode ser feita através de: i) inibição da expressão excessiva do gene de multirresistência-1 (MDR1) [88]; ii) ligação direta aos NBD com elevada afinidade [89]; iii) inibição da atividade da ATPase, da hidrólise dos nucleótidos e da interação dependente da energia do fármaco com membranas enriquecidas com transportadores [90]. As plantas que modulam o efeito de resistência a múltiplos fármacos são apresentadas no quadro 5, nomeadamente: Curcuma longa Linn [91], Erythroxylum pervillei Baill [92] e Acanthosper mum hispidum [93] (quadro 2,3).

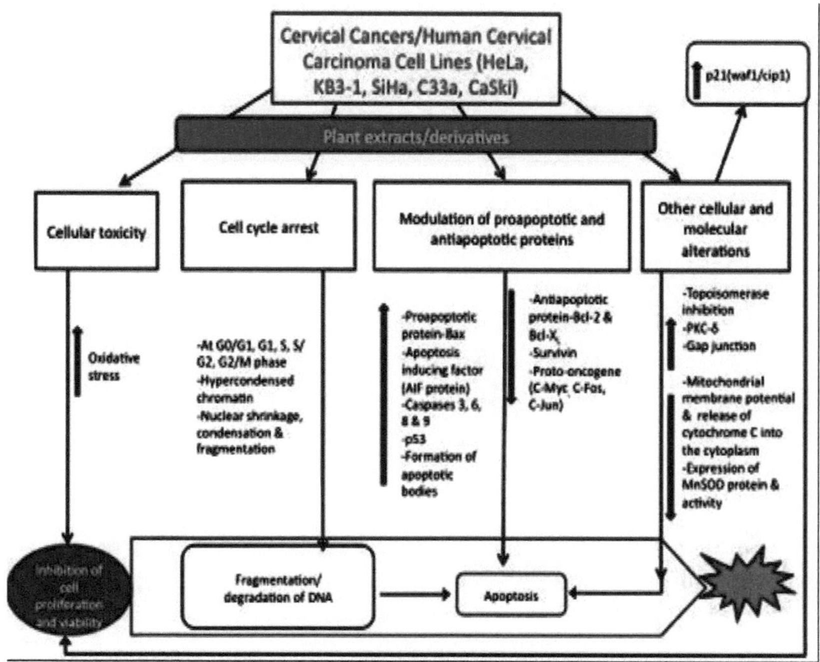

Figura 1. Mecanismo geral de ação dos produtos vegetais ou dos seus constituintes nas linhas celulares de cancro do colo do útero/carcinoma do colo do útero [94] .

Tabela 2. Algumas plantas anticancerígenas que têm um efeito mimético de muitos tratamentos actuais.

Nome do tratamento	Ação terapêutica	Exemplos de plantas medicinais com a mesma ação
1. radioterapia	Diminuição da diferenciação e inibição do processo angiogénico.	Scutellaria baicalensis, Chrysanthemum indicum Linn [95], Rhus verniciflua Stokes [96], blackseed [97].
2.quimioterapia **a.** Quimioterapia com agentes	Podem afetar a ADN polimerase e atuar como agentes anticancerígenos,	Rizoma de feto macho (Dryopteris Crassirhizoma) [98].

alquilantes	em linhas celulares in vitro.	
b. Quimioterapia por antimetabolismo	Fragmentação do ADN e formação de escadas de ADN, transduzem o sinal apoptótico através da geração de ERO.	Eugenia caryophyllata [79].
c. Quimioterapia com taxanos	Ativação da via apoptótica mitocondrial, bloqueio significativo da transição da fase G1 para a fase S, manifestado pelo aumento do número de células na fase G0/G1	Olea europaea [77] [99].
d. Quimioterapia com antracilinas	Apresenta atividade anti-proliferativa em células HL-60, inibindo a síntese de ADN e a apoptose	Maytenus ilicifolia [100].
e. Quimioterapia à base de platina	Inibição da ativação do fator de transcrição NF Kappa B, o mediador central da apoptose e da resposta imunitária, visando diretamente a atividade de ligação ao ADN do gene P50	Acanthospermum Hispidum [93].
3. imunoterapia	Modulação da resistência a múltiplos fármacos e da apoptose	Bauhinia Purpurea [101], Allium tuberosum [102] , Semente de Strychnos nux-vomica [103].
4. terapia genética	Diminuição da diferenciação, modulação da resistência a múltiplos medicamentos e inibição do processo angiogénico	Solanum nigrum L. [76] , Annona glabra [104] , Ganoder malucidum [105] [106] , cebola e alho [107] .

Exemplos de plantas medicinais anticancerígenas:

As plantas medicinais têm sido utilizadas pelos seres humanos há séculos na medicina popular [108]. As plantas são uma fonte rica de metabolitos secundários com actividades biológicas interessantes [109][110]. Sessenta por cento dos medicamentos confirmados pela FDA de 1984 a 1994 foram isolados de fontes naturais, especialmente de plantas [111]. Por conseguinte, tem sido dada atenção às substâncias activas naturais.

1. Taxus brevifolia

Taxus brevifolia é uma conífera nativa do Noroeste Pacífico da América do Norte. Foi registado o isolamento de um grande número de taxóides, bem como de lignanos, flavonóides, esteróides e derivados de açúcar de diferentes partes de várias espécies de Taxus [112]. O paclitaxel é um diterpeno taxano complexo isolado da casca de T. brevifolia [113]. Os agentes estabilizadores de microtúbulos (MSA) são uma classe destes fármacos que inclui os taxanos (paclitaxel e docetaxel), que inibem a transição metafásica-anafásica através da supressão da dinâmica dos microtúbulos do fuso, que bloqueiam a mitose e induzem a apoptose (quadro 3) [114].

2. Annona glabra

A Annona glabra (maçã do lago), uma árvore tropical que cresce em estado selvagem nas Américas e na Ásia, é utilizada na medicina tradicional contra várias doenças humanas, incluindo o cancro. O tratamento de células CEM e CEM/VLB com extrato de sementes induziu apoptose e necrose em células de leucemia sensíveis e resistentes de uma forma dependente da concentração [104].

3. Andrographolide

O andrographolide (ANDRO), um composto ativo isolado da A. paniculata, é conhecido por possuir várias caraterísticas reguladoras fisiológicas, tais como anti-inflamatória, antibacteriana e hepatoprotecção. O ANDRO inibiu o crescimento de células de hepatoma através da ativação da quinase c-Jun NH2-terminal (JNK) e da redução dos níveis de GSH [115]. O ANDRO também causou uma paragem do ciclo estimulada por espécies reactivas de oxigénio (ROS) (tabela 3), o que levou à hipótese de uma ligação cruzada entre a ativação da JNK, a homeostase da GSH celular e a citotoxicidade nas células do hepatoma [116].

4. Sementes pretas (Nigella sativa):

A Nigella sativa é uma das sementes medicinais mais veneradas da história. Os extractos de sementes de Nigella sativa contêm aminoácidos, proteínas, hidratos de carbono, alcalóides, saponinas, óleos fixos e voláteis, e muitos outros. Entre o óleo volátil, a timoquinona (TQ) é o principal composto ativo [117]. A TQ afecta múltiplos alvos, incluindo a supressão da expressão de genes anti-apoptóticos, aumentando assim a indução da apoptose, como indicado no quadro (3) [118]. Além disso, a TQ inibiu a proliferação celular de muitos tipos de linhas celulares cancerosas, incluindo o adenocarcinoma da mama, o adenocarcinoma do ovário [97], o adenocarcinoma pancreático humano, o cancro colorrectal [119], o sarcoma uterino [120], o osteossarcoma humano [121] e o fibrossarcoma, o carcinoma do pulmão [118]. Mais recentemente, foi referido que a TQ bloqueia a angiogénese tumoral (quadro 3) in vivo (modelo de rato) e in vitro (célula endotelial da veia umbilical humana.

5. Fruto da Garcinia (Garcinia Cambogia)

É rico em xantonas preniladas do fruto do mangostão com propriedades inibidoras contra lesões antineoplásicas no cólon [123]. Mostrou efeitos citotóxicos em linhas celulares de cancro da leucemia, da mama, gástrico, do pulmão e do fígado. No entanto, as xantonas medeiam os efeitos anticancerígenos através da regulação negativa da expressão do c-MYC mRNA / gene da transcriptase reversa da telomerase e iniciam a apoptose, impedindo a imortalização e a proliferação (tabela 3) de células cancerígenas humanas [124]. Travou a proliferação de células tumorais, a migração, a adesão celular, a inibição de MAPK/ERK, PI3K/Akt, a fosforilação da quinase de adesão à membrana, o aumento da expressão de BAX, a ativação de caspase 2/3, a libertação de citocromo C, a clivagem de PARP-1 em linhas celulares de cancro humano [125].

Prevenção do cancro através de plantas medicinais:

Muitas das plantas e seus derivados têm estado a ser avaliados quanto aos seus efeitos na prevenção do cancro. Entre eles, encontram-se componentes biologicamente activos como a curcumina, o licopeno, a capsaicina, o gingerol, as catequinas, os isotiocianatos, as isoflovanas, as vitaminas E e C e o selénio. Os flavonóides, os taninos, os isoprenóides e os fitoesteróis são normalmente investigados. Pensa-se que todos estes agentes têm um efeito anti-inflamatório que pode influenciar a carcinogénese [126]. Os radicais livres são constantemente gerados, resultando em danos extensos nos tecidos e biomoléculas que conduzem a várias doenças. Assim, as plantas medicinais com propriedades antioxidantes são utilizadas como uma fonte alternativa de medicamentos para atenuar as doenças associadas ao stress oxidativo [127]. Os antioxidantes são as substâncias que inibem a oxidação e previnem os danos causados pelos radicais livres [128] .

Modo de atuação
Atividade antioxidante

Um antioxidante é "qualquer substância que atrasa, previne ou elimina os danos oxidativos causados a uma molécula alvo" [129]. Os antioxidantes podem atuar por diversos mecanismos na sequência oxidativa. O complexo sistema de defesa antioxidante do corpo humano consiste na ingestão de antioxidantes através da dieta, bem como na produção endógena de compostos antioxidantes, como o glutatião, etc. [130]. [130]. Os antioxidantes podem ser classificados em vários grupos diferentes, como estratégias enzimáticas e não enzimáticas. Os antioxidantes enzimáticos envolvem a superóxido dismutase, a catalase, a glutationa peroxidase e a glutationa redutase, enquanto os antioxidantes não enzimáticos incluem as vitaminas A, C e E, a glutationa e o ácido lipóico, carotenóides mistos, vários bioflavonóides, minerais antioxidantes (cobre, zinco, manganês e selénio) [131]. Vários estudos demonstraram que os antioxidantes derivados de plantas eliminam os radicais livres e modulam o stress oxidativo. Os radicais livres são a causa de muitas doenças, como o cancro, a aterosclerose, a diabetes e o envelhecimento. Diferentes estudos experimentais e clínicos provaram que uma maior ingestão de alimentos ricos em antioxidantes está associada a uma diminuição do risco de doenças cardiovasculares e cancro. As propriedades neutralizadoras dos radicais livres de várias plantas foram analisadas por vários investigadores. Têm sido utilizadas na prevenção do cancro plantas como Solanum nigrum [76], Bauhinia Purpurea [101], Mirra doce [132] , Semecarpus Anacardium [133], tal como mencionado no quadro 3.

Prevenir a ativação metabólica dos agentes cancerígenos

Estudos in vitro e in vivo mostraram que alguns flavonóides modulam o metabolismo e a disposição dos carcinogéneos e podem contribuir para a prevenção do cancro [134]. Um mecanismo importante pelo qual os flavonóides podem exercer os seus efeitos é através da sua interação com enzimas metabolizadoras de fase I (por exemplo, citocromo P450), que activam metabolicamente um grande número de procarcinogéneos em intermediários reactivos que podem interagir com nucleófilos celulares e, em última análise, desencadear a carcinogénese (quadro 1) [135]. Outro mecanismo de ação é a indução de enzimas metabolizadoras de fase II, como a glutationa-S-transferase, a quinona redutase e a UDP-glucuronil transferase [136], através das quais os carcinogéneos são desintoxicados e, por conseguinte, mais rapidamente eliminados do organismo [137].

Exemplos de plantas que previnem o cancro

a. Melia azedarach L. (Margosa)

Constituintes químicos; azaridina, esteróis, taninos, paraisina, rutina e as sementes são ricas em óleo gordo constituído por ácido palmítico, oleico e linoleico (quadro 3). Mostrou que o extrato de Melia azedarach, que contém a maior quantidade de compostos fenólicos, apresentou a maior atividade antioxidante. A elevada propriedade de eliminação pode ser devida aos grupos hidroxilo existentes na estrutura química dos compostos fenólicos que podem fornecer os componentes necessários como eliminadores de radicais [138].

b. Zingiber officinale Roscoe

O Zingiber officinale Roscoe (ZO), da família Zingiberaceae, é uma planta herbácea, rizomatosa e perene, amplamente distribuída pela

regiões tropicais e subtropicais. O rizoma da ZO, vulgarmente conhecido como gengibre, é um condimento comum para vários alimentos e bebidas e é utilizado na medicina popular na Ásia e noutros países tropicais para vários fins, como o alívio da constipação, da febre e para o tratamento da inflamação, das doenças reumáticas e da hipercolesterolemia [139]. O gengibre e os seus constituintes apresentam atividade antioxidante, tal como mencionado no quadro 3, e previnem os danos das macromoléculas causados pelos radicais livres/estresse oxidativo [140]. O gengibre também actua como antitumoral através da modulação de vias genéticas, como a ativação do gene supressor de tumores e a modulação da apoptose (quadro 3) [141].

c. Frutos de tâmaras

As tâmaras são utilizadas como alimento básico no Médio Oriente há milhares de anos. Encontram-se vários tipos de tâmaras em todo o mundo, principalmente Khodry, Khalas, Ruthana, Sukkary, Sefri, Segae, Ajwa, Hilali e Munifi, e cada tipo de tâmaras demonstrou ter valor medicinal na prevenção de vários tipos de doenças. As tâmaras e os seus constituintes demonstram um papel na prevenção de doenças através da atividade antioxidante e anti-inflamatória. A atividade antioxidante (quadro 3) é reconhecida devido à vasta gama de compostos fenólicos presentes nas tâmaras, incluindo os ácidos p-cumárico, ferúlico e sinápico, os flavonóides e as procianidinas [142]. Os constituintes dos frutos da tâmara demonstraram a sua atividade antitumoral, mas o mecanismo exato de ação das tâmaras e dos seus constituintes na prevenção do tumor não é conhecido com exatidão [143].

d. Allium sativum

O Allium sativum L. (alho) é uma das plantas cultivadas mais antigas utilizadas como alimento, com um sabor e odor únicos e algumas qualidades medicinais. A investigação científica moderna revelou que a grande variedade de funções dietéticas e medicinais do alho pode dever-se aos compostos de enxofre nele presentes [144]. Diferentes preparações de alho, incluindo extrato de alho fresco, alho envelhecido, óleo de alho e uma série de compostos organo-sulfurados derivados do alho, demonstraram ter atividade quimiopreventiva. A atividade quimiopreventiva (quadro 3) foi atribuída à presença de compostos organo-sulfurados no alho. Os dois principais compostos do alho envelhecido, a S-alilcisteína e a S-alilmercapto-L-cisteína, possuem a maior atividade de eliminação de radicais [145].

e. Daucus carrota Linn. (Cenoura)

O óleo de semente de daucus carrota contém carotol, daucol, terbenoleno, sabineno, carotenóides, caroteno, flavonóides, α-tocoferol, ácido ascórbico, canfeno, γ-terpineno, histidina e antitoxina [146]. As actividades antioxidantes e de eliminação de radicais (quadro 3) são muito mais elevadas na casca da cenoura do que nos tecidos do floema e do xilema. A qualidade dos antioxidantes nos extractos é determinada pelos valores IC50 [147].

Tabela 3: Mostra diferentes plantas medicinais e o seu efeito na prevenção e tratamento do cancro.

Não.	Nome da planta medicinal	Nome de família	Ação ou efeito	Referências
1.	Alangium salvifolium	Alangiaceae	inibição e danos no ADN (paragem do ciclo celular e apoptose)	[148]
2.	Bupleurum falcatum	Apiaceae	Aumento da expressão de p53 e indução de Fas/APOl (apoptose)	[149] [150]
3.	Solanum incanum	Solanáceas	Aumento da libertação de citocromo c. e da atividade da caspase-3 (apoptose)	[151]
4.	Forsteronia refracta Müll.	Apocináceas	Inibe a proliferação da linhagem celular de cancro da mama humano MCF-7 induzindo a paragem do ciclo celular na fase G1 (paragem do ciclo celular e apoptose)	[152]
5.	Ananas comosus	Bromeliaceae	atividade antitumoral/antileucémica in vivo	[153]
6.	Chenopodium ambrosioides	Chenopodiaceae	apresenta atividade antitumoral, atividade antineoplásica em diferentes linhas de células tumorais	[154]
7.	Bidens pilosa	Asteraceae	tóxico com uma meia concentração inibitória máxima (IC50) (antiproliferação)	[155]
8.	Securidaca longepedunculata	Polygalaceae	atividade citotóxica e possível efeito pró-apoptótico	[156]
9.	Erythroxylum pervillei Baill	Erythroxylaceae	seletivamente citotóxica contra uma linha celular de cancro epidermoide oral multirresistente (MDR)	[92]
10.	Artocarpus obtusus	moráceas	Apresenta uma boa atividade citotóxica e potencialmente antiproliferativa contra linhas celulares	[157]
11.	Cebola (Allium cepa	Liliaceae	O óleo de cebola inibiu a promoção do tumor por DMBA/TPA	[158] [159]
12.	Maytenus ilicifolia	Celastracea e	exibe atividade anti-proliferativa em células HL-60 através da inibição da síntese de ADN e da apoptose	[100]

13.	Morinda citrifolia Linn.	Rubiáceas	suprimem diretamente o crescimento do tumor estimulando o sistema imunitário (antiprolifratio)	[160]
14.	Aloé vera	Liliaceae	A paragem da fase S promoveu a libertação do fator de indução da apoptose (AIF), (apoptose))	[161]
15.	Silybum marianum	Asteraceae	paragem do ciclo celular na fase G1	[162]
16.	Santalum album)	Santalaceae	O mecanismo da sua atividade deve-se, em parte, à inibição da atividade da ODC epidérmica induzida pelo TPA	[163]
17.	Alpinia galanga	Zingiberace ae	Fragmentação do ADN em que se observou uma escada de ADN caraterística na linha celular tumoral tratada (paragem do ciclo celular)	[164]
18.	Derris scandens	Fabáceas	Identificado como um potente radiossensibilizador das células HT29 do cancro do cólon humano. Mecanismos de morte celular (paragem do ciclo celular e antidiferenciação)	[86]
19.	Melissa officinalis	Lamiaceae	propriedades antiproliferativas da Melissa officinalis no cancro da mama.	[165]
20.	Vitis vinifera	Vitaceae	O efeito antitumoral e a atividade antioxidante foram determinados utilizando o volume do tumor, o volume de células compactadas	[166]
21.	Manihot esculenta Crantz	Euphorbiac eae	atividade citotóxica contra células de adenocarcinoma do colo do útero e do ovário (antiproliferativa)	[167]
22.	Withania somnifera	Solanáceas	propriedades anti-oxidantes e imunomoduladoras, antitumorais, citotoxicidade in vitro (anti-oxidação, paragem do ciclo celular e anti-proliferação)	[168]
23.	Curcuma longa Linn	Zingiberace ae	Efeito quimiopreventivo sobre os danos no ADN em células humanas normais. (modulação da resistência a múltiplos fármacos)	[169] [91]

24.	Ocimum basilicum	Lamiaceae	Induziu uma diminuição significativa da percentagem de células em anáfase/ telófase (antidiferenciação)	[170]
25.	Amaranthus tricolor	Amaranthac eae	inibiu o crescimento de AGS, SF-268, HCT116, células tumorais (paragem do ciclo celular)	[171]
26.	Semecarpus anacardium Linn.	Anacardiace ae	atividade anticancerígena e hepatoprotectora, papel protetor sobre a membrana celular alterada no hepatocarcinoma induzido por AFB1 (antioxidação e resistência a múltiplas drogas)	[133]
27.	Mirra doce	Burseraceae	propriedades antioxidantes, apoptose, antiproliferação nos cancros do pulmão, do pâncreas, da mama e da próstata (anti-xidação, apoptose e antiproliferação)	[132]
28.	Casca de cereja branca (Prunus	Rosáceas	Propriedades anticancerígenas, tais como efeitos apoptóticos antiproliferativos em	[172]
	Serótina)		cancro colorrectal (antiproliferatina, paragem do ciclo celular e apoptose)	
29.	Eugenia caryophyllata	Myrtaceae	Fragmentação do ADN e formação de escadas de ADN, transduzem o sinal apoptótico	[79]
30.	Capparis sepiaria	Capparacea E	Diminui o volume do tumor, o volume de células compactadas (efeito antioxidante, antidiferenciação)	[85]
31.	Chelidonium majus	Papaveracea e	induzir a morte celular por apoptose, morte celular de células de cancro pancreático através da paragem do ciclo celular em prófase e metáfase	[80] [81]
32.	Elaeis guineensis	Arecaceae	citotoxicidade in vitro , induz uma ação inibidora nas células humanas do cancro da mama (antiproliferação e paragem do ciclo celular)	[173] [174] [175] [176]
33.	Bauhinia Purpurea	Caesalpiniac Eae	actividades elevadas das enzimas de defesa antioxidante, indução de apoptose .	[101]
34.	Solanum nigrum	Solanáceas	propriedades antioxidantes e	[76]

			citotóxicas.	
35.	Fruto da Garcinia (Garcinia Cambogia)	Clusiaceae	efeitos citotóxicos em linhas celulares de cancro da leucemia, da mama, gástrico, do pulmão e do fígado. iniciam a apoptose, impedem a imortalização e a proliferação de células cancerosas humanas.	[124]
36.	Acanthospermum hispidum	Asteraceae	o mediador central da apoptose e da resposta imunitária, visando diretamente a atividade de ligação ao ADN do gene P50, a regulação negativa e a expressão do ARNm das células MDR e possui igualmente um efeito antitumoral não citotóxico (resistência a múltiplos fármacos, apoptose)	[93]
37.	Balanites aegyptiaca	Balanitaceae	A diminuição da [ATP] induz, por sua vez, uma desorganização acentuada do citoesqueleto de Actina (resistência a múltiplos fármacos)	[177]
38.	Rihzoma de feto macho (Dryopteris Crassirhizoma)	Dryopteridaceae	podem afetar a polimerase do ADN e atuar como agentes anticancerígenos, e interromper o crescimento do cancro através da paragem da fase S e consequente apoptose	[98] [178]
39.	Salvia libanotica Boiss	Labiatae)	inibem a promoção de tumores por DMBA/TPA	[179]
40.	Plumbago scandens	Plumbaginaceae	apresentam atividade citotóxica contra as células do cancro da mama e do melanoma, induzem a apoptose e a paragem do ciclo celular numa pequena célula	[180] [181]
41.	Citrus aurantifolia	Rutaceae.	inibição da fragmentação do ADN das células cancerosas do cólon humano e indução de apoptose.	[76]
42.	Trigonella foenum	Fabáceas	processos alternativos de morte celular e para-apoptose	[182] [183] [184]
43.	Camélia sinensis	Theaceae	Actividades antioxidantes, antitumorais e preventivas do cancro.	[185]
44.	Mangifera indica	Anacardiace ae	propriedades anticancerígenas de	[75]

			extractos polifenólicos em linhas de cancro, (paragem do ciclo celular)	
45.	Achyranthes aspera	Amaranthac eae	suprimiu a carcinogénese em duas fases por DMBA/TPA (antiprolefação e antidiferenciação)	[84]
46.	Azadirachta indica	Meliaceae.	inibir a promoção do tumor por DMBA/TPA, inibição da carcinogénese	[186]
47.	Olea europaea	Oleáceas	Ativação da via apoptótica, bloqueio da fase G1 a S	[77] [99]
48.	Silybum marianum	Asteraceae	Induz a paragem de G1 na progressão do ciclo celular. Ativa a maquinaria apoptótica em células humanas de cancro da próstata.	[187][1 88]
49.	Plantago lanceolata	Plantaginac eae	Danos no ADN e potencial citotóxico (paragem do ciclo celular)	[189]
50.	Aglaia sylvestris	Meliáceas	citotóxico para várias linhas celulares de cancro humano (antiprolefração e paragem do ciclo celular)	[190]
51.	Kigelia Africana	Bignoniaceae	actividades citotóxicas e tratamento melanoma e carcinoma renal	[191]
52.	Viola odorata	Violáceas	atividade citotóxica contra dez linhas diferentes de células cancerosas (antiproliferação)	[192]
53.	Goniothalamus macrophyllus	Anonáceas	propriedades anticancerígenas, danos no ADN, fragmentação do ADN, apoptose, efeito de citotoxicidade contra células de cancro do colo do útero (Hela) e a célula	[193]
54.	Eclipta alba	Asteraceae	Danos no ADN que conduzem à apoptose.	[194]
55.	Alcaçuz	Fabáceas	inibe a proliferação de células de carcinoma cervical humano de tumores. Inibe o ciclo celular e induz a apoptose celular em células cancerosas	[24]
56.	Stephania sutchuenensis	Menisperma ceae	Induzir a inibição do crescimento celular e a apoptose.	[195]
57.	Ganoderma lucidum	Ganodermat aceae	Paragem do ciclo celular, inibição da proliferação, atividade anti-	[105] [106]

			angiogénica e pode também inibir a produção de óxido nítrico, um agente indutor da angiogénese expresso em excesso nos tumores	
58.	Viscum album (coloratum)	Viscáceas	Citotóxico e apoptose contra células cancerígenas	[21]
59.	Ácer vermelho (Acer rubrum)	Sapindáceas	Efeito anticancerígeno contra tumorigénicos humanos (cólon, HCT-116; mama, MCF-7)	[196]
60.	Cuphea hyssopifolia	Lythraceae	Atividade antitumoral contra HL-60 (antiproliferação)	[57]
61.	C. landaifer	Cistáceas	Inibir a proliferação de células de cancro pancreático e da mama	[58]
62.	Punica grantum	Lythraceae	Atividade anti-proliferativa e efeito apoptótico contra linhas celulares de cancro do cólon	[59]
63.	Xanthium strumarium	Asteraceae	Inibir a proliferação de células tumorais humanas	[63]
64.	clematis manshrica	Ranunculac eae	Efeitos antitumorais contra vários tumores transplantados	[68]
65.	Frangula alnus	Rhamnaceae	Anti-proliferação de células tumorais	[71]
66.	Rosmarinus officinalis	Lamiaceae	Efeito anti-proliferação	[71]
67.	Taxus brevifolia	Taxaceae	Efeito anti-proliferação nas células cancerígenas	[71]
68.	Annona globra (maçã do lago)	Anonáceas	Efeito citotóxico, multirresistente contra a leucemia	[104]
69.	Tinospora cordifolia (Selvagem) Miers	Menisperma ceae	Actividades imunomoduladoras e anti-oxidantes.	[197] [198]
70.	Andrographis paniculata	Acantáceas	Citotoxicidade e paragem do ciclo celular contra células cancerígenas.	[199] [116]
71.	Nigella sativa (semente preta)	Ranunculac eae	Indução apoptótica, antiproliferação, bloqueia a angiogénese tumoral	[118] [97]
72.	Garcinia cambogia	Clusiaceae ou Guttiferae	Efeito citotóxico, anti-proliferação, redução da apoptose, paragem celular.	[124] [125]
73.	Melia azedarach L.(Margosa)	Meliáceas	Efeito antioxidante para a prevenção de tumores	[138]

74.	Zingiber officinale Roscoe	Zingiberace ae	Anti-oxidação, indução de apoptose	[140][141]
75.	Frutos de tâmaras	Arecaceae	Efeito antioxidante para a prevenção de tumores	[143]
76.	Allium sativum (alho)	Amaryllidac eae	Atividade quimiopreventiva e anti-oxidante	[145]
77.	Daucus carrota Linn (cenoura)	Apiaceae	Efeito antioxidante para a prevenção de tumores	[147]
78.	Camptotheca acuminata	Cornáceas	Inibe a enzima topoisomerase I do ADN, provocando danos no ADN e apoptose	[200]
79.	Catharanthus	Apocináceas	Trata a leucemia, liga-se à tubulina, inibindo assim a formação de microtúbulos e impedindo a separação dos cromossomas durante a mitose.	[200]
80.	Strychnos nux-vomica	Loganiaceae	A análise do ciclo celular revelou paragem da fase G2/M e apoptose	[103]

Conclusão e perspectivas futuras

O cancro é a doença mais mortal que causa graves problemas de saúde em todo o mundo. No presente estudo, as ervas são estudadas para demonstrar os seus benefícios para a saúde humana e a sua possível utilização na prevenção e no tratamento do cancro. A ação farmacológica e os mecanismos bioquímicos das ervas são destacados pelos seus possíveis efeitos na ação anticancerígena. Propõe-se uma possível composição de ervas anticancerígenas para criar uma fórmula eficaz contra o cancro. Por conseguinte, é necessária uma nova estratégia terapêutica para melhorar a eficácia dos compostos naturais, isolados ou combinados com medicamentos químicos, a fim de reduzir a toxicidade e os efeitos secundários, aumentar a seletividade e reduzir o risco de utilização dos medicamentos actuais [201]. Deve ser interessante explorar o potencial anticancerígeno dos extractos de plantas medicinais para isolar e caraterizar os constituintes activos anticancerígenos, de modo a que possam ser desenvolvidos medicamentos melhores, mais seguros e mais económicos para o tratamento do cancro. Várias plantas contêm agentes químicos terapêuticos que ajudam na prevenção e no tratamento precoce do cancro através de diferentes mecanismos. De facto, a luta contra o cancro é um dos maiores desafios da humanidade. Será necessário desenvolver novos produtos naturais derivados de plantas e os seus análogos para a atividade anticancerígena, a fim de sintetizar novos derivados com maior eficiência e menor custo.

Referências

1. Anand P, Kunnumakkara AB, Sundaram C, Harikumar KB, Tharakan ST, Lai OS; Sung B; Aggarwal BB . O cancro é uma doença evitável que exige grandes mudanças no estilo de vida. Pharm Res 2008; 25:2097-2116.

2. Organização Mundial de Saúde OMS. Últimas estatísticas mundiais sobre o cancro O fardo global do cancro aumenta para 14,1 milhões de novos casos em 2012: É necessário abordar o aumento acentuado dos cancros da mama. Agência Internacional de Investigação do Cancro (IARC), 2013.

3. PhillipsonJD   .Phytochemistry and medicinal plants. Phytochemistry 2001, 56:237-243.

4. Kong JM, Goh NK, Chia LS, Chia TF . Avanços recentes em drogas vegetais tradicionais e orquídeas. Ata Pharmacologica Sinica. 2003, 24; 7-21.

5. Heinrich M, Gibbons S .Ethno pharmacology in drug discovery: an analysis of its role and potential contribution. Journal of Pharmacy and Pharmacology.2001, 53: 425-32.

6. Mohammad S. Anticancer agents from medicinal plants. Bangladesh J Pharmacol 2006; 1: 35-41.

7. Hartwell JL. Plantas utilizadas contra o cancro. A survey. Quarterman Publications, Lawrence; 1982.

8. Chiu HF, Wu YC. Constituintes citotóxicos da casca do caule de Neolitsea acuminatissima. Jornal de Produtos Naturais. 2002,65: 255-58.

9. Cragg GM , Kingston DGI e Newman DJ.(Eds.) Anticancer Agents from Natural Products. Boca Raton, Florida. 2005

10. Umadevi M, Kumar KPS, Bhowmik D, Duraive S .Ervas anticancerígenas tradicionalmente usadas na Índia. Jornal de Estudos de Plantas Medicinais.2013,1 (3):56-74.

11. Fidler L, Kripke . "L Jand" Science. 1977,197: 893-895.

12. Hoover JL . MEDICINA NATURAL. Primeira edição 1993. Edição eletrónica revista, 2006.

13. Cassady, J.M., Douros, J.D. (Eds.), Anticancer Agents Based on Natural Product Models. Academic Press, Nova Iorque. 1980.

14. Dholwani KK1 , Saluja AK, Gupta AR, Shah DR. Uma revisão sobre produtos naturais derivados de plantas e seus análogos com atividade anti-tumoral. Indian J Pharmacol. 2008 Mar;40(2):49-58.

15. Long L , Kinghorn AD. Recent Res. Devel. Phytochem.1998, 2, 35-71 .

16. Konno S (2004) . Fração D do Maitake: Indutor de apoptose e potenciador imunitário. Terapias Alternativas e Complementares.2004, 7(2): 102-7.

17. Aydin S, Bozkaya AO, Mazicioglu M , Gemalmaz A, Ozgakir A ,et al . O que influencia a utilização de medicamentos à base de plantas? Prevalência e factores relacionados. Turk J Med Sci. 2008;38(5):455-63.

18. Rahmani AH, Aly SM, Ali H, Babiker AY, Srikar S, et al. Efeitos terapêuticos dos frutos da tâmara *(Phoenix dactylifera)* na prevenção de doenças através da modulação da atividade anti-inflamatória, anti-oxidante e anti-tumoral. Int J Clin Exp Med 2014,7(3):483-91

19. Wang LM , Ren DM .Flavopiridol, o primeiro inibidor da quinase dependente da ciclina: avanços recentes na quimioterapia combinada. Mini Rev. Med. Chem. 2010,10(11):1058-70.

20. Meyer M, Schreck R, Baeuerle PA, EMBO J .1993 12:2005-15.

21. Taraphdar AK , Roy M, Bhattacharya RK . Natural products as inducers of apoptosis: Implication for cancer therapy and prevention. Curr Sci 2001;

80 (11):1387-96.

22. Qi F , Li A, Inagaki Y, Gao J, Li J, Kokudo N, et al . Medicamentos à base de plantas chineses como tratamento adjuvante durante a quimioterapia ou a radioterapia para o cancro. Biosci Trends 2010; 4(6):297-307.

23. Harborne JB, Williams CA . Avanços na investigação sobre flavonóides desde 1992. Phytochemistry 2000;55: 481-504.

24. Liu Y, Xie S, Wang Y, Luo K, Wang Y, Cai Y . A Liquiritigenina inibe o crescimento tumoral e a vascularização num modelo de rato de células HeLa. Molecules.2012, 17(6):7206-16.

25. Gorczycg W, Gong J, Ardelt B, Traganos F, Darzyn-Kiewicz Z . Cancer Res., 1993, 53, 3186-92.

26. Akiyama T, Ishida J, Nakagawa S, Ogawara H, Watanabe S, et al. Genistein, a specific inhibitor of tyrosine-specific protein kinases. J. Biol. Chem., 1987, 262, 5592-95.

27. Fotsis T, Pepper M, Adlercreutz H, Fleischmann G, Hase T, et al. Proc. Natl. Acad. Sci. USA, 1993; 90:2690-94.

28. Matsukawa Y, Marui N, Sakai T, Satomi Y, Yoshida M,et al. Genistein arrestests cell cycle progression at G2-M. Cancer Res., 1993, 53, 1328-31.

29. Zheng PW, Chiang LC, Lin CC . A apigenina induziu apoptose através da via dependente de p53 em células de carcinoma cervical humano. Life Sci, 2005, 76, 1367-79.

30. Shi YQ, Fukai T, Sakagami H, Chang WJ, Yang PQ, et al. Flavonóides citotóxicos com grupos isoprenóides de Morus mongolica. J Nat Prod 2001;64:181-88.

31. Elattar TM, Virji AS. The inhibitory effect of curcumin, genistein, quercetin and cisplatin on the growth of oral cancer cells in vitro. Anticancer Res 2000; 20:1733-38.

32. Pouget C, Lauthier F, Simon A, Fagnere C, Basly JP, et al. Flavonóides:

Requisitos estruturais para a atividade antiproliferativa em células de cancro da mama. Bioorg Med Chem Lett 2001;11:3095-97.

33. Han D, Tachibana H, Yamada K. Inibição da proliferação induzida por estrogénio ambiental de células de carcinoma da mama humano MCF-7 por flavonóides. In Vitro Cell Dev Biol Anim 2001;37:275-82.

34. Yin F, Giuliano AE, Van Herle, AJ . Vias de sinalização envolvidas na inibição do crescimento pela apigenina e na indução da apoptose de células humanas de cancro anaplásico da tiroide (ARO). Anticancer Res 1999; 19:42974303.

35. Yin, F; Giuliano, AE; Van Herle, AJ. Efeitos inibidores do crescimento de flavonóides em linhas celulares de cancro da tiroide humano. Tiroide 1999;9:369-76.

36. Bai F, Matsui T, Ohtani-Fujita N, Matsukawa Y, Ding Y, Sakai T. A ativação do promotor e a indução subsequente do gene p21/WAF1 pela flavona estão envolvidas na paragem da fase G1 em células de adenocarcinoma do pulmão A549. FEBS Lett 1998;437:61-64.

37. Caltagirone S, Ranelletti FO, Rinelli A, Maggiano N, Colasante, A, et al. Interação com os locais de ligação aos estrogénios do tipo II e atividade antiproliferativa do tamoxifeno e da quercetina no cancro do pulmão humano de células não pequenas. Am J Respir Cell Mol Biol 1997; 17: 51-59.

38. Knowles LM, Zigrossi DA, Tauber RA, Hightower C, Milner JA . Os flavonóides suprimem a proliferação do tumor da próstata humana independente dos androgénios. Nutr Cancer 2000; 38:116-122.

39. Agarwal R . Cell signaling and regulators of cell cycle as molecular targets for prostate cancer prevention by dietary agents. Biochem Pharmacol 2000; 60:1051-59.

40. Wenzel U, Kuntz S, Brendel MD, Daniel H. A flavona dietética é um potente indutor de apoptose em células de carcinoma do cólon humano. Cancer Res 2000;60:3823-31.

41. Kuo SM - Potência antiproliferativa de flavonóides alimentares estruturalmente distintos em células cancerosas do cólon humano. Cancer Lett 1996; 110 :41-48.

42. Wang IK, Lin-Shiau SY, Lin JK Indução da apoptose pela apigenina e flavonóides relacionados através da libertação do citocromo c e da ativação da caspase-9 e caspase-3 em células de leucemia HL-60. Eur J Cancer.1999; 35:1517-25.

43. De Vincenzo R, Ferlini C, Distefano M, Gaggini C, Riva A, et al . Avaliação in vitro de análogos de chalconas recentemente desenvolvidos em células cancerígenas humanas. Cancer Chemother Pharmacol .2000; 46:305-312.

44. Iwashita K, Kobori M, Yamaki K, Tsushida T. Flavonoids inhibit cell growth and induce apoptosis in B16 melanoma 4A5 cells. Biosci Biotechnol Biochem. 2000; 64:1813-20.

45. Cragg GM, Newman DJ . As plantas como fonte de agentes anticancerígenos. JEthnopharmacol.2005,100: 72-9.

46. Fahy J . As modificações na parte "superior" da velbenamina dos alcalóides da Vinca têm implicações importantes nas actividades de interação com a tubulina. Curr Pharm Des .2001; 7:1181-97.

47. Yun-San Yip A ,Yuen-Yuen Ong E, Chow LW .Vinflunine: perspectivas clínicas de um agente anticancerígeno emergente. Expert Opin Investig Drugs. 2008; 17:583-91.

48. Hsu SH, Tsai TR, Lin CN, Yen MH, Kuo KW. Biochem.Biophys. Res. Commun., 1996, 229, 1-5.

49. Zhang Y, But PP, Ooi VE, Xu HX, Delaney GD, et al. Propriedades químicas, modo de ação e actividades anti-herpes in vivo de um complexo de lenhina-carbohidratos de Prunella vulgaris. Antiviral Res.2007, 75(3):242-249.

50. Liu JX, Pan ZR , Angela C . Lung cancer. 2006: [06/01/2006].

51. Xu LZ, Yang QY. A atividade antitumoral e antivírus do polissacaropeptídeo (PSP). In advanced research in PSP, Hong Kong: Hong Kong Association of Healthcare. 1999: 62-67.

52. Chan W, Law H, Lin Z, Lau Y, Chan G . Resposta das células dendríticas humanas a diferentes polissacáridos imunomoduladores derivados de cogumelos e cevada. International Immunology. 2007; 19(7):891- 99.

53. Berg JM, Tymoczko JL, Stryer L. Secção 4.1, A purificação de proteínas é um primeiro passo essencial para compreender a sua função. Em Biochemistry, 5ª ed.; W H Freeman: Nova Iorque, NY, EUA, 2002.

54. Nonaka M, Ma BY, Murai R, Nakamura N, Baba M, et al. As interações dependentes da glicosilação da lectina do tipo C DC-SIGN com glicanos de Lewis associados a tumores colorrectais prejudicam a função e a diferenciação das células dendríticas derivadas de monócitos. J. Immunol. 2008; 180: 3347 -56.

55. Serafini M, Ghiselli A, Ferro-Luzzi A. Red wine, tea and anti-oxidants. Lancet 1994,344: 626.

56. Haslam E.Plant Polyphenols- Vegetable Tannins Revisited. Cambridge University Press, Cambridge, U.K.1989.

57. Wang CC, Chen LG, Yang LL. Cuphiin D1, o tanino hidrolisável macrocíclico induziu apoptose na linha de células HL-60. Cancer Lett.2000 149: 77-83.

58. Barrajon-Catalan E, Fernandez-Arroyo S, Saura ED, Guillen A, Fernandez-Gutierrez, A ,et al. Os extractos aquosos de Cistaceae contendo elagitaninos apresentam capacidade antioxidante e antimicrobiana e atividade citotóxica contra células cancerígenas humanas.Food Chem. Toxicol., 2010,48: 227382.

59. Seeram NP, Adams LS, Henning SM, Niu Y, Zhang Y, et al . As actividades antiproliferativas, apoptóticas e antioxidantes in vitro da

punicalagina, do ácido elágico e de um extrato total de taninos de romã são melhoradas em combinação com outros polifenóis, tal como se encontram no sumo de romã. J. Nutr. Biochem.2005, 16: 360-367.

60. Shi L, Ren A, Mu D, Zhao M. Progressos actuais no estudo da biossíntese e regulação dos ácidos ganodéricos. Appl Microbiol Biotechnol. 2010, 88(6):1243-51.

61. Haralampidis K, Trojanowska M, Osbourn AE . Biossíntese de saponinas triterpenóides em plantas. Adv Biochem Eng Biotechnol. 2002, 75:3149.

62. Yue QX, Song XY, Ma C, Feng LX, Guan SH, et al. Efeitos dos triterpenos do Ganoderma lucidum no perfil de expressão proteica das células HeLa. Phytomedicine: revista internacional de fitoterapia e fitofarmacologia. 2010, 17(8-9):606-13.

63. Adjei AA, Mauer A, Bruzek L; et al. Estudo de fase II do inibidor da farnesiltransferase R115777 em doentes com cancro do pulmão avançado de células não pequenas. J Clin Oncol. 2003, 21: 1760-66.

64. Vanhoefer U, Cao S, Harstrick A, et al . Comparativeantitumor efficacy of docetaxel and paclitaxel in nude mice bearing human tumor xenografts that overexpress the multidrug resistance protein (MRP). Ann Oncol.1997, 8, 1221-28.

65. Rowinsky EK, Onetto N, Canetta RM, Arbuck SG . Taxol - o primeiro dos texanos, uma nova e importante classe de agentes anti-tumorais. Semin Oncol.1992, 19, 646-62.

66. Kensil CR. Saponinas como adjuvantes de vacinas. Crit. Rev. Therapeut. Drug Carrier Syst., 1996, 13: 1-55.

67. Vuong QV, Hirun S, Chuen TLK, Goldsmith CD , Murchie S, et al, . Capacidade antioxidante e anticancerígena de extractos de folhas de Carica papaya enriquecidos com saponinas. Int. J. Food Sci. Technol. 2014,50: 169-177.

68. Zhao Y, Wang CM, Wang BG, Zhang CY . Estudo das actividades anticancerígenas das saponinas de Clematis manshrica ao vivo, "Zhongguo Zhong Yao Za Zhi", 2005, 30(18): 1452-53.

69. Lee JY, Jung KH, Morgan MJ, Kang YR, Lee HS, et al. Sensibilização da morte celular induzida por TRAIL pelo 20(S)-ginsenosídeo Rg3 através da regulação positiva de DR5 mediada por CHOP em células de carcinoma hepatocelular humano. Mol. Cancer Ther.2013, 12(3):274-285.

70. Tang XP, Tang GD, Fang CY, Liang ZH, Zhang LY.Efeitos do ginsenosídeo Rh2 no crescimento e migração de células cancerígenas pancreáticas. Mundo

J .Gastroenterol.2013 19(10):1582-1592.

71. MiloSeviC DC, Tambur Z, IvanCajiC S, BOKONJ IC D, CukoviC A, et al. EFEITOS ANTIPROLIFERATIVOS DA CAMELLIA SINENSIS, FRANGULA ALNUS E ROSMARINUS OFFICINALIS. Arch. Biol. Sci., Belgrado.2013, 65; (3): 885-891.

72. Wan Q, Liu Z, Peng W, et al. O gene BnRCH inibe o crescimento celular das células Hela através do aumento da fase G2 do ciclo celular. Hum Cell.2011, 24, 150-0.

73. Wu G, Qian Z, Guo J, Hu, D, Bao J, et al. O extrato de Ganoderma lucidum induz a paragem do ciclo celular G1 e a apoptose em células de cancro da mama humano. Am J Chin Med.2012, 40(3):631-642.

74. Hsu YL, Cho CY, Kuo PL, Huang YT, Lin CC. A plumbagina (5-Hidroxi-2-metil-1,4-naftoquinona) induz apoptose e paragem do ciclo celular em células A549 através da acumulação de p53 via fosforilação mediada por c-Jun NH2-terminal kinase na serina 15 in vitro e in vivo. J Pharmacol Exp Ther.2006, 318: 484-494.

75. Percival SS, Talcott ST, Chin ST, Mallak AC, Lounds-Singleton A, et al.Neoplastic Transformation of BALB/3T3 Cells and Cell Cycle of HL-60 Cells are Inhibited by Mango (Mangifera indica L.) Juice and Mango Juice

Extracts. J. Nutr.2006, 136(5): 1300- 04.

76. Patil JR, Jayaprakasha GK, Murthy KNC, Tichy SE, Chetti, MB, Patil BS . Inibição da proliferação mediada por apoptose de células cancerígenas do cólon humano por princípios voláteis de Citrus aurantifolia. Food Chem.2009, 114: 1351-58.

77. Fernando J, Eva RZ, Rufino-Palomares E, Lupianez JA ,Cascante M. O ácido maslínico, um triterpeno natural de Olea europaea L., induz apoptose em células de cancro do cólon humano HT29 através da via apoptótica mitocondrial. Cancer Letters, 2009; 273: 44-54.

78. Strasser A, O'Connor L, Dixit VM. Sinalização da apoptose. Annu Rev Biochem. 2000;69:217-45.

79. Yoo CB, Han KT, Cho KS, Ha J, Park HJ, Nam JH, Kil UH, Lee KT. Eugenol isolado do óleo essencial de Eugenia caryophyllata induz uma apoptose mediada por espécies reactivas de oxigénio em células de leucemia promielocítica humana HL-60, Cancer Lett, 225, 2005, 41- 52.

80. Kemény-Beke A, Aradi J, Damjanovich J, Beck Z, Facsko A, Berta A, Bodnar A. Resposta apoptótica das células do melanoma uveal ao tratamento com quelidonina, sanguinarina e queleritrina. Cancer Lett .2006, 237: 67-75.

81. Gansauge F, Ramadani M, Gansauge S. Cytotoxic effects of the alkaloid chelidonine from Chelidonium majus on pancreatic cancer cells. an old and highly potent anticancer drug. Gastroenterology.2001, 120: 617618.

82. Takahashi T, Kobori M, Shinmoto H, Tsushida T. Relações estrutura-atividade de flavonóides e indução de diferenciação granulocítica ou monocítica em células de leucemia mieloide humana HL60. Biosci Biotechnol Biochem .1998,62:2199-2204 .

83. Ren W , Qiao Z , Wang H, Zhu L , Zhang L . Flavonóides: Agentes Anticancerígenos Promissores. 2003 Wiley Periodicals, Inc. Med Res Rev, 23, No. 4, 519-534, 2003.

84. Chakraborty A, Brantner A, Mukainaka T, Nobukuni Y, Kuchide M, et al. Cancer chemopreventive activity of Achyranthes aspera leaves on Etpstein-Barr virus activation and two-stage mouse skin carcinogenesis, Cancer Letters. 2002, 177(1): 1-5.

85. Sreenivas SA, Gopal YV, Ravindranath A, Kalpana G, Rajkapoor B. Atividade antitumoral e antioxidante de Capparis sepiaria contra o linfoma de ascite de Dalton em roedores, Acad. J. Cancer Res.2012, 5: 46-52.

86. Arunee H, Kornkanok I, Nanteetip L, Daniel S . O extrato etanólico de Derris scandens Benth medeia a radiossensibilização através de dois modos distintos de morte celular em células HT-29 do cancro do cólon humano. Asian Pac J Cancer Prev.2014, 15: 1871-77.

87. Wang J, Lou P, Lesniewski R, Henkin J. O paclitaxel em concentrações ultra-baixas inibe a angiogénese sem afetar a montagem dos microtúbulos celulares. Anti-Cancer Drugs.2003, 14, 13-9.

88. Kioka M, Hosokawa N, Komano T, Hirayoshi K, Nagata K, Ueda

K . A quercetina, um bioflavonoide, inibe o aumento da expressão do gene humano de resistência a múltiplos fármacos (MDR1) causado pelo arsenito. FEBS Lett. 1992;301: 307-309.

89. Di Pietro A, Dayan G, Conseil G, Steinfels E, Krell T, et al . Resistência à quimioterapia mediada pela glicoproteína P em células cancerígenas: Usando domínios citosólicos recombinantes para estabelecer relações estrutura-função. Braz J Med Biol Res. 1999, 32:925-939.

90. Di PA, Conseil G, Perez-Victoria JM, Dayan G, Baubichon-Cortaya H, et al. Modulação por flavonóides da multirresistência celular mediada pela glicoproteína P e transportadores ABC relacionados. Cell Mol Life Sci. 2002, 59: 307-322.

91. Moon HJ, Ko WK, Han SW, Kim DS, Hwang YS, Park HK, Kwon IK .Antioxidantes, como a coenzima Q10, selenito e curcumina, inibiram a diferenciação de osteoclastos ao suprimir a geração de espécies reactivas de

oxigénio . Biochem Biophys Res Commun.2012 418(2):247-53.

92. Mi Q, Cui B, Silva GL, Lantvit D, Lim E, et al. Pervilleine A, um novo alcaloide tropano que inverte o fenótipo de resistência a múltiplos fármacos. Cancer Research.2001, 61 (10): 4030-37.

93. Deepa N, Rajendran NN. Atividade antitumoral de Acanthospermum hispidum DC. no linfoma de ascite de Dalton em ratinhos, Nat. Prod. Sci.2007,13: 234-40.

9 4.Siripong P, Hahnvajanawong C, Yahuafai J, et al . Indução de apoptose por rinacantona isolada de raízes de *Rhinacanthus nasutus* em células de carcinoma cervical humano. *Biol Pharm Bull*.2009, 32:1251-60.

95. Ye F, Che Y, McMillen E, Gorski J, Brodman D, Saw D, et al. O efeito da Scutellaria baicalensis na rede de sinalização em células de carcinoma hepatocelular. Nutr Cancer 2009;61:530e7.

96. Kim JH, Go HY, Jin DH, Kim HP, Hong MH. A inibição da via de sobrevivência PI3K Akt/PKB melhorou um extrato de etanol de Rhus verniciflua Stokes-induced apoptosis através de uma via mitocondrial em linhas celulares de cancro gástrico AGS. Cancer Lett.2008 265, 197-205.

97. Shoieb AM, Elgayyar M, Dudrick PS, Bell JL ,Tithof PK . Inibição in vitro do crescimento e indução de apoptose em linhas celulares cancerígenas pela timoquinona. Int J Oncol.2003, 22: 107-13.

98. Sharma V, Josheph C, Ghosh S, Agarwal A, Mishra AK, Sen E . O Kaempferol induz a apoptose em células de glioblastoma através do stress oxidativo. Mol Cancer Ther. 2007, 6(9): 2544-53.

99. Goulas V, Exarchou V, Troganis AN, Psomiadou E, Fotsis T, Briasoulis E , Gerothanassis IP. Phytochemicals in olive-leaf extracts and their antiproliferative activity against cancer and endothelial cells, Mol. Nutr. Food Res. 2009; 53: 600 - 8.

100. Costa PM, Ferreira PMP, Bolzani VS, Furlan M, Santos VAFFM, et al. Atividade antiproliferativa da pristimerina isolada de Maytenus ilicifolia

(Celastraceae) em células HL-60 humanas. Toxicol in Vitro.2008, 22: 854-63.

101. Nafees S, Ali N, Rashid S, Hasan SK, Sultana S. Efeito quimiopreventivo da Bauhinia Purpurea contra a hepatocarcinogénese induzida quimicamente através da melhoria dos danos oxidativos, proliferação celular e indução de apoptose em ratos Wistar, Toxicol Int.2013, 20: 117-125.

102. Kim SY, Park KW, Kim JY, Shon MY, Yee ST, et al. Indução de apoptose por tiossulfinatos em células primárias de cancro da próstata humano. Int J Oncol.2008, 32, 869-75.

103. Lee SM, Kwon JI, Choi YH, Eom HS, Chi GY. Indução de paragem G2/M e apoptose por extrato aquoso de Strychni Semen em células de carcinoma gástrico humano AGS. Pesquisa Fitoterápica.2008

104. Cochrane CB, Nair PK, Melnick SJ, Resek AP, Ramachandran C. Efeitos anticancerígenos dos extractos da planta Annona glabra em linhas celulares de leucemia humana. Anticancer Res.2008, 28, 965-71.

105. Jedinak A, Thyagarajan-Sahu A, JiangJ, Sliva D. Ganodermanontriol, um triterpeno lanostanóide de Ganoderma lucidum, suprime o crescimento de células cancerígenas do cólon através da sinalização ss-catenina. Int J Oncol. 2011, 38(3):761-767.

106. Song YS, Kim SH, Sa JH, Jin C, Lim CJ, Park EH. Atividade anti angiogénica e inibidora da produção de óxido nítrico induzido do cogumelo Ganoderma lucidum. Jornal de etnofarmacologia. 2004, 90(1):17-20.

107. L'Vova GN, Zasukhina GD. Modificação da síntese de reparação de ADN em fibroblastos humanos tratados com mutagénicos durante a resposta adaptativa e o efeito antimutagénico do extrato de alho]. Genetika.2002,38:309-306.

108. Sermakkani MV, Thangapandian . Análise GC-MS do extrato de metanol da folha de Cassia italica. Jornal Asiático de Pesquisa Farmacêutica

e Clínica.2012, 5(2).

109. El-Shemy H, Aboul-Enein A, Aboul-Enein M, Issa S, Fujita K . O efeito do extrato de folhas de salgueiro em células leucémicas humanas, in vitro. J. Biochem. Mol. Biol.2003, 36: 387-389.

110. El-Shemy HA, Aboul-Enein AM, Aboul-Enein KM, Fujita K. Os extractos de folhas de salgueiro contêm agentes anti-tumorais eficazes contra três tipos de células. PLOS ONE.2007, 2(1):178.(27)

111. Kumar DRN, George VC, Suresh PK, Kumar RA. Citotoxicidade, indução de apoptose e potencial anti-metastático de Oroxylum indicum em células de cancro da mama humano. *Asian Pac J Cancer Prev* 2012;13(6):2729-34.

112. Pujol M, Gavilondo J, Ayala M, Rodríguez M . Luta contra o cancro com produtos farmacêuticos expressos em plantas. Trends Biotech.2007, 10: 455-59.

113. Kovács P, Csaba G, Pállinger E, Czaker R . Efeitos do tratamento com taxol no sistema microtubular e nas mitocôndrias de Tetrahymena. Cell, Cell Biol Int.2007, 31(7): 724-32.

114. Jordan MA, Wilson L . Microtúbulos como alvo de medicamentos anticancerígenos. Nat. Rev. Cancer.2004, 4: 253-65.

115. Ji L, Shen K, Liu J, Chen Y, Liu T, Wang Z . O glutatião intracelular regula a citotoxicidade induzida pela andrographolide nas células Hep3B do hepatoma. Redox Rep. 2009, 14:176e84.

116. Ji L, Shen K, Jiang P, Morahan G, Wang Z. Papéis críticos da homeostase da glutationa celular e da ativação de jnk na morte celular apoptótica mediada por andrographolide em células de hepatoma humano. Mol Carcinog. 2011, 50:580-91.

117. Ghosheh OA, Houdi AA, Crooks PA . Análise por cromatografia líquida de alta eficiência das quinonas farmacologicamente activas e compostos relacionados no óleo da semente preta (Nigella sativa L.). J

Pharm Biomed Anal.1999, 19, 757-62.

118. Kaseb AO, Chinnakannu K, Chen D, Sivanandam A, Tejwani S, et al. Terapia com timoquinona direcionada para o recetor de androgénio e E2F-1 para o cancro da próstata refratário às hormonas. Cancer Res.2007, 67: 7782-7788.

119. Gali-Muhtasib H, Diab-Assaf M, Boltze C, Al-Hmaira J, Hartig R, et al. A timoquinona extraída de sementes pretas desencadeia a morte celular apoptótica em células de cancro colorrectal humano através de um mecanismo dependente de p53. Int J Oncol.2004a, 25: 857-66.

120. Worthen DR, Ghosheh OA , Crooks PA . A atividade antitumoral in vitro de alguns componentes brutos e purificados da semente preta, Nigella sativa L. Anticancer Res.1998, 18, 1527-1532.

121. Roepke M, Diestel A, Bajbouj K, Walluscheck D, Schonfeld P, et al. A falta de p53 aumenta a apoptose induzida por timoquinona e a ativação de caspase em células de osteossarcoma humano. Cancer Biol Ther.2007, 6: 160169.

122. Yi T, Cho SG, Yi Z, Pang X, Rodriguez M, et al. A timoquinona inibe a angiogénese e o crescimento tumoral através da supressão das vias de sinalização AKT e quinase regulada por sinal extracelular. Mol Cancer Ther.2008, 7: 1789-96.

123. Jung HA, Su BN, Keller WJ, Mehta RG, Kinghorn AD. Xantonas antioxidantes do pericarpo de Garcinia mangostana (Mangostão). J Agric Food Chem 2006; 22; 54(6): 2077-82.

124. Zhang HZ, Kasibhatla S, Wang Y, Herich J, Guastella J, et al. Descoberta, caraterização e SAR do ácido gambogico como potente indutor de apoptose através de um ensaio HTS. Bioorg Med Chem. 2004, 12(2): 309-17.

125. Liao CH, Sang S, Ho CT, Lin JK . O garcinol modula a fosforilação da tirosina da FAK e, subsequentemente, induz a apoptose através da regulação

negativa da sinalização de sobrevivência Src, ERK e Akt nas células cancerígenas do cólon humano. J Cell Biochem. 2005, 96(1): 155-69.

126. Patil SD, Chaudhari MA, Sapkale PV, Chaudhari RB. Uma revisão recente sobre medicamentos anticancerígenos à base de plantas. Drug Discov Ther. 2013; 1(6):77-84.

127. Nithya N , Balkrishnan KP. Avaliação de algumas plantas medicinais pelas suas propriedades antioxidantes, IJPRIF, ISSN. Jan-Mar 2011, 3(1): 381-385.

128. Sharma SK, Lalit S, Suruchi S .Uma revisão sobre plantas medicinais com potencial antioxidante, Indian J of Research in Pharmacy and Biotechnology.2013,1(3):404-409.

129. Halliwell B Gutteridge J . Free radicals in biology and medicine. (4th Edn), Oxford University Press, Oxford, USA.2007.

130. Clarkson PM, Thompson HS . Antioxidantes: que papel desempenham na atividade física e na saúde? Am J Clin Nutr.2000, 72: 637S-646S.

131. Feher J, Csomos G, Vereckei A . Reacções dos radicais livres em medicina. Springer-Verlag, Berlim-Heidelberg, EUA.1987, 40-43.

132. Haridy FM, El- Garhy MF, Morsy TA . Eficácia do Mirazid (Chommiphora molmol) contra a fasiolíase do sono egípcio. J Egypt Soc Parasitol. 2003, 33(3): 917-24.

133. Smit HF, Woerdenbag HJ, Singh RH, Meulenbeld GJ, Labadie RP, Zwaving ZH . J. Ethnopharmacol.1995, 47: 75-84.

134. Carroll KK, Guthrie N, So FV, Chambers AF. Anticancer properties of flavonoids, with emphasis on citrus flavonoids. In: Rice-Evans CA, Packer L, editores. Flavonoids in health and disease. New York: Marcel Dekker Inc. 1998. 437-446.

135. Le Marchand L, Murphy SP, Hankin JH, Wilkens LR, Kolonel LN. Intake of flavonoids and lung cancer (Ingestão de flavonóides e cancro do

pulmão). J Natl Cancer Inst. 2000, 92:154-160.

136. Sun XY, Plouzek CA, Henry JP, Wang TT, Phang JM. Aumento da atividade da UDP-glucuronosiltransferase e diminuição da produção de antigénio específico da próstata pela biochanina A em células de cancro da próstata. Cancer Res. 1998, 58:2379-84.

137. Brueggemeier RW. Aromatase, inibidores da aromatase e cancro da mama. Am J Ther. 2001, 8:333-344.

138. Gayatri N ,Kanta SR. Atividade antioxidante in vitro das folhas de Azadirachta indica e Melia azedarach através do ensaio de eliminação de DPPH, Natureza e Ciência 2010;8(4).

139. Chrubasik S, Pittler MH, Roufogalis BD . Zingiberis rhizoma: uma revisão exaustiva do efeito do gengibre e dos perfis de eficácia. Phytomedicine.2005, 12(9):684-701.

140. Tjendraputra E, Tran VH, Biu-Brennan D, Roufogalis BD, Duke CC. Efeito dos constituintes do gengibre e análogos sintéticos na enzima ciclo-oxigenase-2 em células intactas. Bioorg Chem. 2001, 29: 156-163.

141. Liu Y, Whelan RJ, Pattnaik BR, Ludwig K, Subudhi E, et al. Terpenóides de Zingiber officinale (Gengibre) induzem apoptose em células de cancro do endométrio através da ativação de p53. PLoS One 2012; 7: e53178.

142. Mansouri A, Embarek G, Kokkalou E , Kefalas P. Phenolic profile and antioxidant activity of the Algerian ripe date palm fruit (Phoenix dactylifera). Food Chem. 2005, 89: 411-420.

143. Ishurd O, Sun C, Xiao P, Ashour A , Pan YA . neutral beta-D- glucan from dates of the date palm, Phoenix dactylifera L. Carbohyd Res. 2002, 337: 1325-28.

144. Ariga T , Seki T . Efeitos antitrombóticos e anticancerígenos dos compostos de enxofre derivados do alho: A review. Bio Factors.2006, 26: 93-103.

145. Thomson M; Ali M (2003): Garlic [Allium sativum]: a review of its potential use as an anti- cancer agent. Curr Cancer Drug Targets.2003, 3: 67-81.

146. Lalit M, Amberkar MV, Meena K, Sanctum O. (a taulsi) - Uma visão geral, Int.J. Pharmaceutical Sci.Review and Research, Vol 1, Issue 1, 2011, PP51-53.

147. Donglin Z e Yasunori H. Composto fenólico e as suas propriedades antioxidantes em diferentes tecidos de cenoura, jornal internacional de alimentos, agricultura e ambiente 2002.

148. Venkateshwarlu R, Gopal VY, Raju BA, Prasad BK. Atividade antitumoral de Alangium salvifolium contra o linfoma ascético de Dalton, Química Medicinal e Descoberta de Drogas.2012, 3: 122- 133.

149. Guiné MC, Parellada J, Lacaille-Dubois MA, Wagner H . Saponinas triterpénicas biologicamente activas de Bupleurum fruticosum.Plant med. 1994, 60: 163-7.

150. Hu LY, Kuo PL, Liu CF, Bergmann C, et al. A inibição da proliferação e o mecanismo apoptótico do saikosaponind em células A549 de cancro do pulmão de células não pequenas. Life Sci. 2004, 75:1231-42.

151. Liu LF, Liang CH, Shiu LY, Lin WL, Lin CC, Kuo KW. Action of solamargine on human lung cancer cells - enhancement of the susceptibility of cancer cells to TNFs. FEBS Lett, 2004, 577(1-2): 67-74.

1 52.Smith JA, Poteet-Smith CE, Xu Y, Errington TM, Hecht SM, Lannigan DA . A identificação do primeiro inibidor específico da p90 ribossómica S6 quinase (RSK) revela um papel inesperado da RSK na proliferação de células cancerígenas. Cancer Res.2005, 65: 1027-34.

153. Báez R, Lopes MT, Salas CE, Hernández M . Atividade antitumoral in vivo da bromelaína do caule do ananás (Ananas comosus). Planta Med. 2007,73(13):1377-83.

154. Efferth T, Olbrich A, Sauerbrey A, Ross DD, Gebhart E, Neugebauer

M . Atividade do ascaridol da erva anti-helmíntica Chenopodium anthelminticum L. contra células tumorais sensíveis e multirresistentes. Anticancer Res.2002, 22: 4221-24.

155. Kviecinski MR, Felipe KB, Schoenfelder T, de Lemos Wiese LP, Rossi MH, et al. Estudo do potencial antitumoral da Bidens pilosa (Asteraceae) utilizada na medicina popular brasileira, J. Ethnopharmacol.2008, 117:69-75.

156. Lawal RA, Ozaslan MD, Odesanmi OS, Karagoz ID, Kilic IH, Ebuehi OAT. Atividade citotóxica e antiproliferativa do extrato aquoso de Securidaca longepedunculata em células de carcinoma de ascite de Ehrlich em ratos albinos suíços. Int. J. Applied Res. em Produtos Naturais.2012, 5(4).

157. Hashim MN, Rahmani M, Chaing Lian EG, Sukari MA, Yahayu M, et al. Atividade antiproliferativa de xantonas isoladas de Artocarpus obtusus. Jornal de biomedicina e biotecnologia 2012.

158. Perchellet JP, Perchellet EM, Belman S . Inibição da tumorigénese da pele do rato induzida por DMBA pelo óleo de alho e inibição de duas fases de promoção do tumor pelos óleos de alho e de cebola, Nutrition and Cancer.1990, 14(3-4): 183-193.

159. Sadhana AS, Rao AR, Kucheria K, Bijani V . Inhibitory action of garlic oil on the initiation of benz[a]pyrene-induced skin carcinogenesis in mice, Cancer Letters.1998, 40(2): 193 -197.

160. Hirazumi A, Furusawa E, Chou SC, Hokama Y. A imuno-modulação contribui para a atividade anticancerígena do sumo do fruto de Morinda citrifolia (Noni). Proc.West Pharmacol. Soc.1996, 39: 7-9.

161. Niciforovic A, Adzic M, Zabric B, Radojcic MB. Efeito adjuvante antiproliferativo e citotóxico da aloína em células HeLaS3 irradiadas, Biophys Chem.2007, 81: 1463-66.

162. Tyagi A, Bhatia N, Condon MS, Bosland MC, Agarwal C, Agarwal R

. Efeitos antiproliferativos e apoptóticos da silibinina em células de cancro da próstata de rato. The Prostate.2002, 53: 211-217.

163. Dwivedi C, Zhang Y. O óleo de sândalo previne o desenvolvimento de tumores cutâneos em ratos CD-1, European Journal of Cancer Prevention.1999, 8(5): 449-455.

164. Suja S, Chinnaswamy P. Inibição do efeito citotóxico in vitro provocado por Alpinia galanga e Alpinia officinarum na linha celular PC-3, Anc Sci Life.2008, 27: 33-40.

165. Saraydin SU, Tuncer E, Tepe B, Karadayi S, Özer H, et al . Efeitos antitumorais da Melissa officinalis no cancro da mama in vitro e in vivo. Asian Pac J Cancer Prev.2013, 13: 2765-70 .

166. Mahadik VJ, Piyusha BP, Pandip BP, Nilofar SN . Avaliação da atividade antitumoral e antioxidante de Vitis vinifera L. contra ratos induzidos por carcinoma de ascite de ehrlich, Int J Pharma Res Devel.2001, 3, 98-104.

167. Yusuf UF, Ahmadun FR, Rosli R, lyuke SE, Billa N, et al. Inibição in vitro do crescimento de células malignas humanas do extrato aquoso bruto de mandioca (Manihot esculenta Crantz) e da linamarina comercial. Nutraceutical and Functional Food.2006, 28: 145-155.

168. Yadav B, Bajaj A, Saxena M, Saxena AK . Atividade anticancerígena in vitro das folhas de Withania somnifera contra várias linhas celulares de cancro humano. Indian J Pharm Sci.2010, 72: 659 -63.

169. Cao J, Jia L, Zhou HM, Liu Y, Zhong LF . Danos no ADN mitocondrial e nuclear induzidos pela curcumina em células G2 do hepatoma humano. Toxicol Sci.2006, 91(2):476-83.

170. Kehkashan AQ, Ahsana D ,Bina SS , Nurul K, Huma A ,et al. Anticancer Activity of Ocimum basilicum and the Effect of Ursolic Acid on the Cytoskeleton of MCF-7 Human Breast Cancer Cells. Lett. Drug Des. Discovery.2010, 7: 726-736.

171. Jayaprakasam B, Zhang Y, Nair MG . Proliferação de células tumorais e compostos inibidores da enzima ciclo-oxigenase em Amaranthus tricolor, J Agric Food Chem.2004, 17: 6939-43.

172. Yamaguchi K, Liggett JL, Kim NC, Baek SJ . Efeito anti-proliferativo dos extractos de folhas de marroio e de casca de cereja selvagem em células de cancro colorrectal humano. Oncol Rep. 2006; 15(1): 275-81.

173. Nesaretnam K, Ambra R, Selvaduray KR, Radhakrishnan A, Reimann K, Razak G, Virgili F . A fração rica em tocotrienol do óleo de palma afecta a expressão genética em tumores resultantes da inoculação de células MCF-7 em ratos atímicos. Lipids.2004, 39: 459-467.

174. Nesaretnam K, Koon TH, Selvaduray KR, Bruno RS, Ho E . Modulação do crescimento celular e da resposta à apoptose em células humanas de cancro da próstata suplementadas com tocotrienóis. Eur. J. Lipid Sci. Technol.2008, 110: 23-31.

175. MeIntyre BS, Briski KP, Gapor A, Sylvester PW . Efeitos antiproliferativos e apoptóticos dos tecofenóis e tocotrienóis nas células epiteliais mamárias pré-neoplásicas e neoplásicas do rato. Proc. Soc. Exp. Biol. Med.2000, 224: 292-301.

176. Obahiagbon FI . Uma revisão: Aspects of the African Oil Palm (Elaeis guineesis jacq.) and the Implications of its Bioactives in Human Health. Ame. J. Biochem. and Molecular Biol.2012, 1-14.

177. Gnoula C, Megalizzi V, De Neve N, Sauvage S, Ribaucour F, et al.Balanitina-6 e -7: Diosgenil saponinas isoladas de Balanites

aegyptiaca Del. apresentam uma atividade antitumoral significativa in vitro e in vivo, Int J Oncol.2008, 32: 5-15.

178. Zhao W, Kridel S, Thorburn A, Kooshki M, Little J, et al. Ácido gordo sintase: um novo alvo para a terapia antiglioma. Br J Cancer 2006; 9; 95(7): 869-78.

179. Gali-Muhtasib HU, Affara NI. Efeitos quimiopreventivos do óleo de

salva nos papilomas cutâneos em ratos, Phytomedicine.2000, 7(2) : 129-136.

180. Nguyen AT, Malonne H, Duez P, Vanhaelen-Fastre R, Vanhaelen M, et al. Constituintes citotóxicos de Plumbago zeylanica. Fitoterapia.2004, 75: 500-504.

181. Hsu YL, Cho CY, Kuo PL, Huang YT, Lin CC. Plumbagin (5-Hydroxy-2-methyl-1,4-naphthoquinone) induz apoptose e paragem do ciclo celular em células A549 através da acumulação de p53 via fosforilação mediada por c-Jun NH2-terminal kinase na serina 15 in vitro e in vivo. J Pharmacol Exp Ther.2006, 318: 484-494.

182. Bursch W, Ellinger A, Gerner C, Frohwein U, Schulte HR . Morte celular programada. Apoptose, PCD autofágica ou outras? Ann. N. Y. Acad. Sci.2000, 926: 1-12.

183. Leist M, Jaattela M.Four deaths and a funeral: from caspases to alternative mechanisms. Nat. Rev. Mol. Cell Biol.2001, 2: 589-598.

184. Sperandio S, de Belle I, Bredesen DE: Uma forma alternativa e não apoptótica de morte celular programada. Proc. Natl. Acad. Sci. U. S. A.2000, 97: 14376-14381.

185. Valcic S, Timmermann BN, Alberts DS, Wächter GA, Krutzsch M, et al. Inhibitory effect of six green tea catechins and caffeine on the growth of four selected human tumor cell lines. Anticancer Drugs.1996,7: 461-8.

186. Arora N, Bansal MP, Koul A . Azadirachta indica exerce ação quimiopreventiva contra o cancro de pele murino: estudos sobre alterações histopatológicas, ultra-estruturais e modulação de NF-kappaB, AP-1 e STAT1, Oncology Research.2011, 19(5): 179-191.

187. Dhanalakshmi S, Agarwal C, Singh RP, Agarwal R. Silibinin Up-regulates DNA-Protein Kinase-dependent p53 Activation to Enhance UVB-induced Apoptosis in Mouse Epithelial JB6 Cells. The Journal of Biological Chemistry. 2005; 280(21): 20375-83.

188. Deep G, Gangar SC, Oberlies NH, Kroll DJ, Agarwal R. Isosilybin A

Induces Apoptosis in Human Prostate Cancer Cells via Targeting Akt, NF-kB, and Androgen Recetor Signaling. Molecular Carcinogenesis, 2010; 49: 902-912.

189. Galvez M, Mart'in-Cordero C, Lopez-Lazaro M, Cortés F, Ayuso MJ. Efeito citotóxico de Plantago spp. em linhas celulares cancerígenas. Journal of Ethnopharmacology, 2003; 88: 125-130.

190. Hwang BY, Su BN, Chai H, Mi Q, Kardono LB, et al. Silvestrol e episilvestrol, potenciais derivados de rocaglato anticancerígenos de Aglaia silvestris. Journal of Organic Chemistry. 2004, 69 (10), 3350-58 .

191. Gabriel OA, Olubunmi A. Desmistificação científica abrangente de Kigelia africana: Uma revisão. African J. Pure and Applied Chem.2009, 3 (9): 158-164.

192. Lindholm P, Goransson U, Johansson S, Claeson P, Gullbo J, et al. Cyclotides: Um novo tipo de agentes citotóxicos. Mol Cancer Ther .2002,1: 365-369.

193. Aied MA, Rola A, Abdul MA, Harun H, Al-Dubai SAR . Indução de Caspase-9, Avaliação Bioquímica e Alterações Morfológicas Causadas por Apoptose em Células Cancerígenas Tratadas com Goniothalamin Extraída de Goniothalamus macrophyllus. Asian Pac J Cancer Prev.2013, 14, 6273-80.

194. Chaudhary H, Dhuna V, Singh J, Kamboj SS, Seshadri S.Avaliação do extrato hidroalcoólico de Eclipta alba pelo seu potencial anticancerígeno: um estudo in vitro, J Ethnopharmacol. 2011, 136, 363-367.

195. Liu WK, Wang XK, Che CT. Citotoxicidade da sinococulina. Cancer Lett. 1996, 99:217-24.

196. Gonzalez-Sarria A, Yuan T, Seeram NP. Estudos de citotoxicidade e de relação estrutura-atividade das maplexinas A-I, galotaninos do ácer vermelho *(Acer rubrum)*. Food Chem. Toxicol.2012, 50: 1369-76.

197. Diwanay S, Chitre D, Patwardhan BJ. Immunoprotection by botanical

drugs in cancer chemotherapy (Imunoprotecção por medicamentos botânicos na quimioterapia do cancro). Ethnopharmacol. 2004; 90(1):49- 55.

198. Nair PK, Rodriguez S, Ramachandran R, Alamo A, Melnick SJ, et al. Int. Immunopharmacol. 2004; 4(13):1645-1659.

199. Li J, Cheung HY, Zhang Z, Chan GK, Fong WF. A andrographolide induz a paragem do ciclo celular na fase G2/M e a morte celular nas células HepG2 através da alteração das espécies reactivas de oxigénio. Eur J Pharmacol. 2007, 568:31-44.

200. Zaid H e Saad B.Tratamento do cancro na medicina árabe-islâmica: Integração da tradição com as pistas experimentais modernas.2010.

201. Adel Abdel-Moneim & Alaa Magdy. REVISÃO SOBRE PLANTAS MEDICINAIS COMO POTENCIAIS FONTES DE PREVENÇÃO E TRATAMENTO DO CANCRO.EJBPS 2016, 3 (6), 45-62.

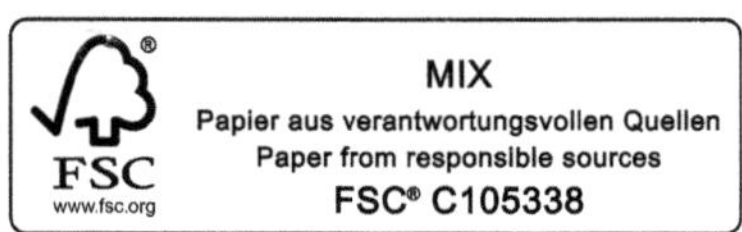

Printed by Books on Demand GmbH, Norderstedt / Germany